VEGAN KOCHBUCH FÜR ANFÄNGER

Einfache Und Schmackhafte Gerichte Für Freunde Und Familie Inkl

(Für Eine Fleischlose Ernährung - Vegane Rezepte Für Berufstätige Und Anfänger)

Patrick Köhler

Herausgegeben von Alex Howard

© **Patrick Köhler**

All Rights Reserved

Vegan Kochbuch Für Anfänger: Einfache Und Schmackhafte Gerichte Für Freunde Und Familie Inkl (Für Eine Fleischlose Ernährung - Vegane Rezepte Für Berufstätige Und Anfänger)

ISBN 978-1-77485-056-5

☐Copyright 2021 - Alle Rechte vorbehalten.

Dieses Dokument zielt darauf ab, genaue und zuverlässige Informationen zu dem behandelten Thema und Themen bereitzustellen. Die Publikation wird mit dem Gedanken verkauft, dass der Verlag keine buchhalterischen, behördlich zugelassenen oder anderweitig qualifizierten Dienstleistungen erbringen muss. Wenn rechtliche oder berufliche Beratung erforderlich ist, sollte eine in diesem Beruf praktizierte Person bestellt werden.
- Aus einer Grundsatzerklärung, die von einem Ausschuss der American Bar Association und einem Ausschuss der Verlage und Verbände gleichermaßen angenommen und gebilligt wurde.
Es ist in keiner Weise legal, Teile dieses Dokuments in elektronischer Form oder in gedruckter Form zu reproduzieren, zu vervielfältigen oder zu übertragen. Das Aufzeichnen dieser Veröffentlichung ist strengstens untersagt und jegliche Speicherung dieses Dokuments ist nur mit schriftlicher Genehmigung des Herausgebers gestattet. Alle Rechte vorbehalten.
Die hierin bereitgestellten Informationen sind wahrheitsgemäß und konsistent, da jede Haftung in Bezug auf Unachtsamkeit oder auf andere Weise durch die Verwendung oder den Missbrauch von Richtlinien, Prozessen oder Anweisungen, die darin enthalten sind, in der alleinigen und vollständigen Verantwortung des Lesers des Empfängers liegt. In keinem Fall wird dem Verlag eine rechtliche Verantwortung oder Schuld für

etwaige Reparaturen, Schäden oder Verluste auf Grund der hierin enthaltenen Informationen direkt oder indirekt angelastet.

Der Autor besitzt alle Urheberrechte, die nicht beim Verlag liegen.

Die hierin enthaltenen Informationen werden ausschließlich zu Informationszwecken angeboten und sind daher universell. Die Darstellung der Informationen erfolgt ohne Vertrag oder Gewährleistung jeglicher Art.

Die verwendeten Markenzeichen sind ohne Zustimmung und die Veröffentlichung der Marke ist ohne Erlaubnis oder Unterstützung durch den Markeninhaber. Alle Warenzeichen und Marken in diesem Buch dienen nur zu Erläuterungszwecken und gehören den Eigentümern selbst und sind nicht mit diesem Dokument verbunden.

INHALTSVERZEICHNIS

KAPITEL 1: WAS IST VEGANE ERNÄHRUNG? 1

- Frischkäse 5
- Möhre und Paprika mit Tsatsiki 6
- Fladenbrot mit Hummus 7
- Warmer Krautsalat 8
- Veganes Müsli 9
- Tofu-Sandwich 10
- Frischkäse 10
- Schokoladenpudding zum Frühstück - mit Chia 13
- Pfannkuchen 14
- Grüner Smoothie mit Hanf Protein 16
- Nudelsalat vegan 17
- Rührei vegan 18
- Würziger Spinat und Artischocken Dip 19
- Müsliriegel 20
- Suppe mit Möhre, Ingwer und Chili 21
- Borschtsch mit Meerrettichschaum 23
- Jackfrucht Tacos 25
- Veganes Omelette 26
- Pikanter Bananenketchup 27
- Curry mit Auberginen 29
- Bunte Reispfanne 30
- Buddha Bowl mit Rollgerste 32
- Fisolen Salat mit Paprika 33
- Buchweizen Pancakes 35
- Süsskartoffel mit Grünkohl 36
- Fettuccine mit Avocado und Mais 38
- Suppe mit Topinambur und Walnüssen 39
- Asiatisches Gemüse mit Timbale 40
- Schwierigkeitsgrad: leicht 42
- Gazpacho 43
- Acai-Bowl 44
- Curry mit Fenchel 46
- Hirsesalat 47
- Kürbis-Ingwer-Suppe 49
- Overnight Oats mit Beeren 51
- Auberginen Hummus 52
- Safranreis mit Datteln 54
- Sauerkrautsuppe 56

Vegane Fajita Bowl	58
Pulled-Pork-Pizza	60
Insalata Italia	62
Fruchtige Smoothie-Bowl mit Mango und Kiwi	63
Kokospudding mit Mango	65
Sommersalat	66
Suppe mit Topinambur und Ananas	68
Süßkartoffellaibchen schnell & einfach	69
Süßkartoffeln mit Guacamole	71
Gemischtes Grüngemüse	73
Pikante indische Suppe mit Ananas	75
Asiatischer Pak-Choi-Salat	76
Haferflocken mit Traubenkompott	77
Matcha Smoothie Bowl	79
Kohlrabipuffer mit Kaperncreme	80
Rührei	82
Blumenkohlreis	84
Schnelles Erdbeer-Basilikum-Eis	85
Gebratene Asia Nudeln	86
Panzanella	87
Graupen	89
Endivienblätter mit Mangochutney	90
Gegrillte Zucchini und Auberginen	92
Tahini-Zitronen-Quinoa mit Spargel-Bändern	94
Chili-Bowl mit schwarzen Bohnen	96
Blumenkohl-Brokkoli-Curry	98
Gegrillte Süßkartoffeln	100
Gemüsesticks mit Hummus	102
Bruschetta	103
Gnocchi mit Tomaten und Pinienkernen	105
Reis mit Ingwer-Gemüse	107
Kidney Bohnen Salat mit Mais	109
Mexikanischer Fiestareis	110
Vegane Lasagne	111
Spaghetti Aglio Olio	112
Zitronen Donuts	114
Kichererbsen-Curry	116
Pommes mit Avocadocreme	118
Melonen-Salat	120
Schoko-Erdnüsse	122
Lasagne	123
Schokokuchen	125

Grünkohl Salat	126
Suppe mit Violetta-Kartoffeln und Limette	128
Linsen-Eintopf	129
Vegane Zucchinimarmelade	131
Bruschetta	132
Frozen Joghurt	133
Curried Vegetables	134
Glutenfreies Brot	137
Plantain Stew	139
Vegane Brownies	140
Quinoa Salat mit getrockneten Tomaten	142
Beluga Linsen Süßkartoffel Salat	143
Salat mit Staudensellerie	145
Gegrillte Avocado mit köstlichem Chutney	146
Kartoffelpüree	148
Mochi aus der Pfanne	149
Apfel-Karotten-Smoothie	151
Nudeln mit Rucola und Tomaten	152
Kiwi-Melonen-Smoothie	154
Tacos mit Spinat	155
Schoko Shake mit Chiasamen	156
Portulak Suppe	157
Kokos Panna Cotta	158
Tofu-Risotto	159
Räuchertofu mit Auberginen	161
Wassermelonen-Slush	162
Thai-Curry in Kokosnusssauce	163
Blondie	166
Schoko-Protein Eis	168
Kartoffel Suppe	169
Gemüsestrudel	170
Kichererbsen Pizza	171
Grünkohl-Smoothie	173
Linsen-Curry mit Spinat	174
Gefüllte, gebratene Feige	176
Rosenkohlsuppe	177
Gefüllte Kartoffeln	179
Spargel-Kartoffel-Suppe	180
Focaccia mit Kirschtomaten	181
Spinat-Blätterteigtaschen	182
Überbackene Wraps	184
Powidl Palatschinken	186

Gemüse Tajine mit Kichererbsen und Rosinen 187
Gegrillte Bananen mit Ahornsirup 189
Veganes Gulasch... 190

Kapitel 1: Was ist vegane Ernährung?

In der vegetarischen Küche wird auf Fleisch, Fisch und Meeresfrüchte verzichtet. Bei der veganen Ernährung wird noch einen Schritt weiter gegangen. Hier sind sämtliche tierische Lebensmittel absolut tabu. Sowohl Eier, als auch Milchprodukte aus Kuhmilch oder Ziegenmilch, aber auch Honig werden nicht verzehrt.

Dabei gibt es die unterschiedlichsten Philosophien, warum sich jemand rein vegan ernähren möchte. Zum einen ist es das Mitleid oder der Respekt vor Tieren. Man möchte das Tier Leid nicht länger unterstützen. Veganer wehren sich entschieden gegen Massentierhaltung und verzichten auf Milchprodukte, da auch die Milchproduktion mitunter grausam sein kann. In den Augen eines Veganers ist die Milch rein als Nahrung für Kälber und Lämmer gedacht. Eier sollten nicht verspeist werden, da daraus rein Küken entstehen sollen. Dies ist auch absolut legitim und die Anzahl der reinen Veganer wird immer höher.

Zudem ist vegane Ernährung sehr gesund. Laut vielen Studien und Statistiken können durch vegane Ernährung viele Krankheiten vorgebeugt oder sogar geheilt werden. Ein Beispiel ist die alternative Krebstherapie, bei der vorwiegend roh-vegane Speisen auf dem Speiseplan stehen.

Egal aus welcher Motivation heraus man sich für diese Form der Ernährung entscheidet, vegane Gerichte können absolut lecker schmecken. Auch wer generell nicht auf sein Schnitzel oder Steak verzichten möchte, ab und zu schadet es niemanden, auf tierische Produkte zu verzichten. Nicht nur der Umwelt, sondern auch der Gesundheit zuliebe.

Was muss man bei veganer Ernährung beachten?

Um die "Gesetze" der veganen Küche zu befolgen, muss lediglich auf tierische Produkte verzichtet werden. So einfach ist es. Gerade zu Beginn können sich hier die einen oder anderen Stolperfallen zeigen. Für Saucen und cremige Suppen darf in der veganen Küche keine Sahne verwendet werden und auch Butter zum Anschwitzen ist Tabu. Schwierig gestaltet es sich, wenn man das Thema Fertigprodukte betrachtet. Häufig verstecken sich in Gebäck und Co tierische Produkte, vor allem Butter oder Schmalz. Daher ist es immer besser, dass du selbst und frisch kochst, wenn du dich vegan ernähren möchtest.

Mittlerweile wird es auch immer einfacher, denn im Handel sind sehr viele vegane Produkte erhältlich. Ob Kokossahne, Mandelmilch oder Soja-Joghurt, mit diesen Produkten kann man sehr viel anfangen und tierische Produkte wunderbar damit ersetzen. Für den typischen Omamai Geschmack, den man sonst mit Parmesan oder Fleisch erzielt, kann wunderbar Nährhefe verwendet werden.

Ausgewogene Ernährung - werden Nahrungsergänzungsmittel benötigt?

Wer auf eine abwechslungsreiche Küche achtet, der benötigt auch bei veganer Ernährung keinerlei Nahrungsergänzungsmittel. Ist die Ernährung einseitig, so müssen diverse Vitamine, Mineralstoffe und Spurenelemente zugeführt werden. Gleich verhält es sich theoretisch aber auch, wenn du dich ausschließlich von Junk-Food wie Pizza, Burger und Co ernährst. Vegane Ernährung ist auch mehr als nur Nudeln und Reis. Gesunde und ausreichende Proteine erhältst du durch Hülsenfrüchte. Du wirst überrascht sein, wie viele Möglichkeiten es auch fleischlos gibt. Mit diesen Rezepten erhältst du einen guten Einblick in die bunte Welt der veganen Küche.

Warum vegan nicht automatisch gesund sein muss

Wenn du jeden Tag nur Reis und Sauce ist und hinterher einen veganen Kuchen verzehrst, dann wirst du zwar immer satt sein, auf Dauer ist es jedoch nicht gesund. Vegane Küche ist gesund, jedoch nur, wenn abwechslungsreich gekocht wird. Achte darauf, dass deine Teller stets bunt angerichtet sind und du neben Kohlenhydraten auch Proteine, Vitamine und Mineralstoffe auf deinem Teller platzierst. Versuche auch immer Rohkost und Salate in deinen Speiseplan einzubringen und greife zu unterschiedlichem Obst und Gemüse, sowie zu Nüssen, Samen, Sprossen und Kernen.

Auch auf Zucker und weißes Getreidemehl solltest du so gut es geht erinnert, wenn du gesundheitlich von dieser Küche profitieren möchtest. Süßen kannst du wunderbar zum Beispiel mit Dattelsüße oder Ahornsirup. Mit den folgenden Rezepten bekommst du eine ungefähre Idee, wie du fleischlos und geschmacklich hervorragend kochen kannst und zudem gesund bleibst.

FRISCHKÄSE

Portionen: 4   VORBEREITUNG: **10 MINUTEN** – ZUBEREITUNG: **0 MINUTEN**   Schnell

Luftdicht verpackt hält die Frischkäse im Kühlschrank bis zu 3 Tage und im Gefrierschrank 60 Tage

5)
- ½ TL Meersalz
- 1 TL Nährhefe
- 1 TL Knoblauchpulver
- 2 EL Kokosnusscreme
- 1 TL probiotisches Pulver
- Kräuter, nach Belieben

6)   7)

1)   Salz, Pulver, Nährhefe und Kokosnusscreme in einer Schüssel gut verrühren.

2)   Mischung in einem Käsetuch oder Kaffeefilter wickeln und in die zuvor verwendete Schüssel geben.

3)   24 Stunden lang in den Kühlschrank stellen.

4)   Rausnehmen und mit Salz und Knoblauchpulver vermischen.

5)   Für weitere 6 Stunden abkühlen lassen.

Kalorien: 74; Fett: 7g; Kohlenhydrate: 2g; Ballaststoffe: 1g; Protein: 1g

MÖHRE UND PAPRIKA MIT TSATSIKI

Nährwerte: Kalorien: 116,9 kcal, Eiweiß: 4,5 Gramm, Fett: 2,3 Gramm, Kohlenhydrate: 18,8 Gramm

Für eine Portion benötigst du:
1/2 Möhre, gelb
1/4 Paprika, gelb
1/4 Paprika, grün
100 Gramm Soja-Joghurt
1/4 Salatgurke
1 Knoblauchzehe
1 TL Zitronensaft
1 EL Petersilie, gehackt
1 TL Kerbel, gehackt
1 Prise Vanillezucker
Salz und Pfeffer

So bereitest du dieses Gericht zu:
Die Möhre und die Paprika in gleichgroße Stücke schneiden. Die Gurke grob raspeln, den Knoblauch fein hacken und mit dem Soja-Joghurt verrühren. Mit Zitronensaft, Petersilie, Kerbel, Vanillezucker, Salz und Pfeffer anmachen und zusammen mit dem Gemüse servieren.

FLADENBROT MIT HUMMUS

Nährwerte:

Kalorien: 550,4 kcal
Eiweiß: 15,6 Gramm
Fett: 24,8 Gramm
Kohlenhydrate: 62,4 Gramm

Für eine Portion benötigst du:

100 Gramm Kichererbsen küchenfertig
1 EL Tahini Paste
1 Knoblauchzehe
Saft einer halben Zitrone
20 ml Apfelsaft
Salz und Pfeffer
1 EL Koriander grob gehackt
2 EL Olivenöl
1 Prise Chilipulver
1 kleines Fladenbrot

So bereitest du dieses Gericht zu:
Alle Zutaten außer dem Fladenbrot in den Mixer geben und zu einer glatten und geschmeidigen Creme verarbeiten. Nach Bedarf abschmecken und zusammen mit dem Fladenbrot anrichten.

WARMER KRAUTSALAT

Für: 2 Personen
Schwierigkeitsgrad: normal
Dauer: 60 Minuten Gesamtzeit
Zutaten
1 Schuss Essig
1kpf Weißkraut
1 EL Zucker
1Stk Zwiebel
1Prise Salz und Pfeffer
1Prise Kümmel
Zubereitung
Weißkraut in dünne Streifen schneiden und dann in einem Topf anbraten. Etwas zuckern bis es karamellisiert.

Mit Essig ablöschen. Alles gut durchmischen und gut würzen.

Mit Wasser aufgießen, bis das Kraut knapp bedeckt ist. Dann weich dünsten. Gelegentlich umrühren.

Salat aus dem Topf in eine Schüssel geben und servieren.

VEGANES MÜSLI

Für 1 Portion
Zubereitungszeit: ca. 15 Minuten
Schwierigkeitsgrad: leicht

Zutaten:
8 Esslöffel gemischte Flocken
8 Esslöffel gehackte Nüsse, beispielsweise Walnüsse, Haselnüsse, Paranüsse oder Mandeln
3 Esslöffel Buchweizen
6 Esslöffel Leinsamen
3 Esslöffel Sonnenblumenkerne
3 Esslöffel Chiasamen
2 Esslöffel Kokosöl
3 Esslöffel Ahornsirup
eventuell etwas Zimt oder Vanille

Zubereitung:
1. Alle Zutaten mit dem Öl vermischen und auf einem mit Backpapier belegten Backblech ca. 10 Minuten bei 180 Grad Ober- und Unterhitze goldbraun backen.

TOFU-SANDWICH

Ergibt 2 Portionen

Fertig in: 10min   Schwierigkeit: leicht

2 Scheiben Vollkornbrot
½ Avocado
1 EL Zitronensaft
1 Tomate

50g Räuchertofu
2 EL Sesamöl
Salz und Pfeffer

LOS GEHT´S
Brot toasten.
Avocado halbieren, entkernen, Fruchtfleisch mit einem Löffel heraustrennen und in kleine Stücke schneiden.
Tomate waschen und in kleine Stücke schneiden.
Zitrone auspressen und den Zitronensaft über die Avocado geben und mit Salz und Pfeffer würzen.
Räuchertofu in Scheiben schneiden und mit Sesamöl anbraten.
Brot mit allen Zutaten belegen, servieren und genießen.

FRISCHKÄSE

Gesund und lecker – ein einfacher und schnell zubereiteter veganer Frischkäse, der lediglich aus vier

Zutaten besteht.

Schwierigkeitsgrad: leicht
Portionen: 2
Zubereitungsdauer: 5 Minuten

ZUTATEN

- ☐ 250 g weicher oder mittelfester Tofu
- ☐ 1 Teelöffel Salz
- ☐ ¼ Bund frische Kräuter wie Schnittlauch
- ☐ 1 Knoblauchzehe

ZUBEREITUNG

Zu Beginn den Tofu in etwa vier gleichgroße Stücke teilen. Diese dann in ein möglichst hohes Gefäß geben.

Die Knoblauchzehe schälen, fein hacken und zusammen mit dem Salz zum Tofu geben. An dieser Stelle können optional auch weitere Gewürze nach Wunsch hinzugegeben werden – passend sind beispielsweise auch Hefeflocken, Paprikapulver ode Pfeffer.

Den Gefäßinhalt mithilfe eines Pürierstabs pürieren bis sich eine homogene Creme ergibt. Dabei darauf Acht geben, dass nicht zu lange püriert wird da ansonsten unter Umständen eine zu flüssige Konsistenz entsteht.

Die Kräuter im Anschluss möglichst fein schneiden, zum Frischkäse geben und unterrühren.

Abschließend noch einmal mit den Wunschgewürzen abschmecken und in ein Schraubglas umfüllen.

Im Kühlschrank hält sich der Frischkäse für etwa 1 Woche.

SCHOKOLADENPUDDING ZUM FRÜHSTÜCK - MIT CHIA

Süß und gesund zugleich ist dieser Schokoladenpudding mit Chia zum Frühstück. Der Pudding schmeckt natürlich auch zu jeder anderen Tageszeit.

Zutaten für 2 Portionen:
- 350 ml Mandelmilch (oder andere Pflanzenmilch)
- 70 Gramm Chia Samen
- 35 Gramm Backkakao
- Ca 1,5 El Xylit
- Jeweils eine Prise Salz und Zimt

Zubereitung:

Die Pflanzenmilch mit der Prise Salz und den Chia Samen vermengen.

Der Backkakao wird zusammen mit dem Xylit und dem Zimt sowie ein wenig heißem Wasser vermischt. Diese Mischung wird gut unter die Mischung mit den Chia Samen gerührt.

Der Pudding muss für mindestens 2 bis 3 Stunden im Kühlschrank fest werden.

PFANNKUCHEN

Zubereitungszeit: 30 Minuten
2 Portionen
Zutaten:
80 g Haferflocken
250 ml Mandelmilch
2 TL Ahornsirup
1 TL Kokosöl
2 TL Chiasamen
4 TL Wasser
¼ TL Zimt
Salz

Zubereitung:

Chiasamen gemeinsam mit dem Wasser in ein Schälchen geben und für mindestens 20 Minuten aufquellen lassen.
Mandelmilch in eine Schüssel füllen und gemeinsam mit dem Zimt und einer Prise Salz verrühren. Nun die aufgequollenen Chiasamen hinzufügen und alles erneut verquirlen.
Kokosöl in einer Pfanne erhitzen und den Teig portionsweise für 2-3 Minuten von beiden Seiten ausbacken.
Pfannkuchen aus der Pfanne holen und auf einem Küchenpapier abtropfen lassen.

Auf zwei Tellern anrichten und mit Ahornsirup servieren.

GRÜNER SMOOTHIE MIT HANF PROTEIN

Kalorien: 108,4 kcal | Eiweiß: 1,1 g | Fett: 9,6 g | Kohlenhydrate: 3,7 g

Zubereitungszeit: 10 Minuten

Zutaten für eine Portion:

50 ml grüner Tee kalt | 1/4 Gurke | 20 Gramm Avocado | 1/4 grüner Apfel | 15 Gramm frischer Blattspinat | 1 EL Limettensaft | 1 TL Hanf Protein | eine Prise Steinsalz | eine Prise Pfeffer | etwas Muskatnuss

Zubereitung:

Die Gurke waschen und trocken tupfen. Alle Zutaten in einen leistungsstarken Mixer geben und fein pürieren. Sollte der Smoothie zu dick sein gibst du noch etwas Tee bei. Wenn er dir zu flüssig ist, gibst du noch etwas Avocado dazu.

NUDELSALAT VEGAN

4				Portionen
500	gr		vegane	Spiralnudeln
8		Stk		Essiggurken
4	Stk		kleine	Tofuwürstchen
1	Glas		eifreie	Mayonnaise
1		Glas		Erbsen
1		Prise		Paprikapulver
1		Prise		Salz
1		Prise		Pfeffer

Zuerst kochen Sie die Nudeln bißfest. Schrecken Sie sie mit kaltem Wasser ab und geben Sie sie dann in eine große Schüssel.

Schneiden Sie die kleinen Tofuwürstchen und die Essiggurken in kleine Würfel mengen Sie sie unter die Nudeln.

Geben Sie dann auch noch die Erbsen (bereits abgeseiht), die Mayonnaise und die Gewürze hinzu. Mischen Sie alles gut durch und der Salat ist fertig zum Servieren.

RÜHREI VEGAN

Zubereitungszeit: **10 Minuten**
Portionen: **2**
Zutaten:
200 g Naturtofu
½ TL Chilipulver
Salz und Pfeffer
4 Cherrytomaten
1 TL Kokosöl
½ Zwiebel
30 ml Hafermilch
Etwas Schnittlauch zum Garnieren

Zubereitung:

1. Tomaten waschen und halbieren.
2. Zwiebel halbieren, schölen, würfeln und mit etwas Öl in einer Pfanne andünsten.
3. Tofu in die Pfanne bröseln und für 6 Minuten braten lassen. Dann den Tofu mit den Gewürzen bestreuen und verrühren.
4. Milch und Tomaten zugeben und noch etwas weiter braten lassen.
5. Nun das vegane Rührei auf einem Teller servieren und mit Schnittlauchröllchen garnieren.

WÜRZIGER SPINAT UND ARTISCHOCKEN DIP

Portionen: 8 - VORBEREITUNG: 5 MINUTEN – ZUBEREITUNG: 10 MINUTEN   Fingerfood
Servieren Sie den Dip am besten zu Chips oder Ihrem Lieblingsgemüse

- 175g Cashewnüsse
- 1 EL Olivenöl
- 3 Knoblauchzehen, gehackt
- 280g Babyspinat,
- 120ml ungesüßte Sojamilch
- 1 TL Salz
- ¼ TL Cayennepfeffer
- 1 EL Limettensaft
- 150g grob gehackte Artischockenherzen

1) Cashewnüsse über Nacht mit Wasser oder 1 Stunde lang mit kochendem Wasser einweichen.
2) Olivenöl in einer Pfanne bei mittlerer Hitze erhitzen.
3) Knoblauch hinzufügen und eine Minute kochen lassen.
4) Spinat hinzufügen und 2-3 Minuten kochen.
5) In einem Mixer oder Küchenmaschine Cashewnüsse, Sojamilch, Salz, Pfeffer und Limettensaft vermischen, bis eine cremige Masse entsteht. Beiseitelegen.
6) Spinat grob hacken und in einer Schüssel mit Artischocken und der cremigen Masse vermischen.
Kalorien: 59; Fett: 5g; Kohlenhydrate: 3g; Ballaststoffe: 1g; Protein: 2g

MÜSLIRIEGEL

Nährwerte: Kalorien: 405,8 kcal, Eiweiß: 8 Gramm, Fett: 17,5 Gramm,
Kohlenhydrate: 51,4 Gramm

Für eine Portion benötigst du:
30 Gramm Haferflocken
15 Gramm Weizenkleie
1 EL Kokosflocken
2 Datteln
2 getrocknete Aprikosen
1 EL Haselnüsse, geröstet
1 TL Agavendicksaft
1 EL Kokosöl
1 Prise Salz
1 Prise Zimt

So bereitest du dieses Gericht zu:
Alle Zutaten im Mixer zu einem dicken Brei mixen. Diesen auf ein mit Backpapier ausgelegtes Blech streichen und im Kühlschrank auskühlen lassen. Mit einem scharfen Messer in einzelne Riegel schneiden.

SUPPE MIT MÖHRE, INGWER UND CHILI

Nährwerte:

Kalorien: 116,7 kcal
Eiweiß: 2,2 Gramm
Fett: 5,5 Gramm
Kohlenhydrate: 8,8 Gramm

Für eine Portion benötigst du:

1 Möhre
1 Schalotte
1 TL Distelöl
1 Messerspitze Ingwer gerieben
1 Messerspitze Chilipulver
1 Messerspitze Paprikapulver geräuchert
30 ml veganer Weißwein lieblich
200 ml Gemüsebrühe
1 Prise Nelkenpulver
Salz nach Bedarf

So bereitest du dieses Gericht zu:
Die Möhre und die Schalotte klein schneiden und im Distelöl anbraten. Ingwer, Chili und Paprika hinzugeben, mitrösten und mit dem veganen Weißwein ablöschen. Mit der Gemüsebrühe aufgießen, 5 Minuten köcheln lassen und mit Nelkenpulver und

Salz abschmecken. Vor dem Servieren mit dem Stabmixer pürieren.

BORSCHTSCH MIT MEERRETTICHSCHAUM

Für: 4 Personen
Schwierigkeitsgrad:
Dauer: 50 Minuten Gesamtdauer
Zutaten
500g Rote Bete
250g Suppengrün
3EL Sonnenblumenöl
1l Gemüsebrühe
2 Zwiebeln
250g Weißkohl
250g Kartoffeln
1 Lorbeerblatt
6 Pfefferkörner
2 Nelken
Kümmel nach Belieben
200g Tomaten
Kräutersalz nach Belieben
Knoblauch nach Belieben
2EL Obstessig
Pfeffer nach Belieben
Cashewsahne aus 250ml Wasser und 250ml Cashewkernen püriert
Meerrettich gerieben, frisch oder aus dem Glas
Zubereitung
Rote Bete und Suppengemüse in Würfel schneiden. In einem Topf mit Sonnenblumenöl anschmoren. Brühe drüber gießen und alles für ca. 20 Minuten köcheln lassen.

Kartoffeln schälen und würfeln. Zwiebel hacken. Kohl fein schneiden. Dann die Zwiebel, Kohl, Kartoffel mit den Gewürzen dazu geben. Nun für weitere 30 Minuten kochen.

Tomaten enthäuten (in heißes Wasser legen) und die geschälten Tomaten für die letzten 10 Minuten mitkochen lassen.

Mit Kräutersalz, Knoblauch, Essig und Pfeffer abschmecken. Die Cashewsahne mit Meerrettich möglichst schaumig mixen und einen großen Klecks davon auf jeden Teller mit Borschtsch geben.

JACKFRUCHT TACOS

Für 2 Portionen
Zubereitungszeit: ca. 30 Minuten
Schwierigkeitsgrad: leicht
Zutaten:
500 Gramm grüne Jackfrucht
5 Esslöffel Barbecue Sauce
½ Esslöffel Zitronensaft
½ Teelöffel Kreuzkümmel
½ Teelöffel Paprikapulver
¼ Bund Koriander
½ rote Paprika
½ Zwiebel
2 Esslöffel Olivenöl
2 Wraps (Tortilla)

Zubereitung:
1. Jackfrucht würfeln und mit Barbecue Sauce, Zitronensaft, Paprikapulver vermischen. Zwiebel und Paprika würfeln und im Olivenöl anbraten. Die marinierte Jackfrucht dazugeben und ca. 10 Minute kochen lassen.
2. Die Tortilla Wraps für ein paar Sekunden in einer separaten Pfanne erhitzen oder für 30 Sekunden bei 700 Watt in die Mikrowelle geben. Nun die Wraps füllen und mit Koriander verfeinern.

VEGANES OMELETTE

Ergibt 4 Portionen

Fertig in: 25min	**Schwierigkeit: leicht**

400g Tofu
20g Hefeflocken
40g Maisstärke
20g Sesampaste

50ml Sojadrink
Sesamöl zum Braten
Salz und Pfeffer

LOS GEHT´S

Hefeflocken, Maisstärke, Sesampaste und Sojadrink in eine Schüssel geben und pürieren.
Tofu klein hacken und hinzugeben. Erneut pürieren. Mit Salz und Pfeffer würzen.
Öl in einer Pfanne erhitzen und fertige Mischung unter regelmäßigen wenden anbraten.
1. Das fertige Omelette servieren und genießen.

PIKANTER BANANENKETCHUP

Etwas seltsam mag die Kombination ja wirken – aber bei den Jamaikanern ist es durchaus ein gern gesehener Dip.

Schwierigkeitsgrad: leicht
Portionen: 2
*Zubereitung*sdauer: 15 Minuten
Koch-/Backzeit: 30 Minuten

ZUTATEN
- [ ] 120 ml Rotweinessig
- [ ] 120 ml Wasser
- [ ] ⅛ Teelöffel Meersalz
- [ ] ½ Teelöffel Pfeffer, schwarz
- [ ] 1 Teelöffel Annattosamen
- [ ] 1 Teelöffel Paprikapulver, edelsüß
- [ ] 1 Teelöffel Sojasauce, hell
- [ ] 1 Esslöffel Tomatenmark
- [ ] 2 Esslöffel brauner Zucker
- [ ] 2 Esslöffel Carotino oder ein anderes Pflanzenöl
- [ ] 1 Lorbeerblatt
- [ ] 2 Knoblauchzehen
- [ ] 2 Nelken
- [ ] 2 Thai-Chilis, rot
- [ ] 2 Zwiebeln
- [ ] 3 Bananen, reif

ZUBEREITUNG

Zu Beginn das Öl sowie die Annattosamen in einen Topf geben und es dort für etwa 5 Minuten auf mittlerer Hitze anbraten bis die Samen schlussendlich beginnen, ihre Farbe freizusetzen und nahezu schwarz gebraten sind. Diese dann mithilfe einer Schaumkelle aus dem Topf nehmen.

Dann den Knoblauch sowie die Zwiebeln schälen, in kleine Würfel schneiden und im Topf glasig anbraten. Sobald dies der Fall ist das Tomatenmark unterrühren – dabei sollte der Topfinhalt sich in einen orange-rot-Ton verfärben.

Die Bananen mithilfe einer Gabel zerdrücken bis sich eine cremige Masse ergibt, diese dann ebenfalls in den Topf geben und mit den übrigen Zutaten im Topf vermischen.

Alle Zutaten – ausgenommen die Paprika – ebenso im Topf mit aufkochen und halb zugedeckt für etwa 20 Minuten kochen lassen.

Im Anschluss das Lorbeerblatt und die Nelken aus dem Topf nehmen und den restlichen Inhalt mithilfe eines Pürierstabs zu einer einheitlichen Masse verarbeiten. Sollte der Ketchup eine zu dünnflüssige Konsistenz besitzen, so kann er noch für einen Moment weiter aufgekocht haben – andersherum, wenn der Ketchup zu dickflüssig geworden ist, einfach eine kleine Menge Wasser unterrühren.

Zuletzt den Bananenketchup mit dem Chilipulver, dem Essig, dem Salz sowie dem Zucker abschmecken und nach Geschmack nachwürzen. Für eine intensivere

Färbung des Ketchups kann weiteres Paprikapulver eingerührt werden

CURRY MIT AUBERGINEN

Mild, pflanzlich und aromatisch ist dieses Curry mit Auberginen. Die Zubereitung gelingt sehr schnell und in einer Dose eignet sich das Curry auch zum Mitnehmen. Wer es schärfer mag, kann ruhig ein wenig nachwürzen.

Zutaten:
- 1 große Aubergine
- 400 ml Kokosmilch
- 1 Zwiebel oder Schalotte
- 1 EL Tomatenmark
- 2 EL Kokosöl (oder anderes Pflanzenöl)
- 2 tl Garam Masala
- Ein kleines Stück Ingwer – Salz, Pfeffer
- Jeweils ½ tl Currypulver und Kreuzkümmel

Zubereitung:
Schneide die Aubergine zunächst nach dem Waschen in Würfel und brate diese in 1 EL Kokosöl in einer etwas größeren Pfanne an. Nach gut 7 Minuten sollte diese weich sein. Nehme die Aubergine heraus und stelle sie zur Seite.

Ingwer und Zwiebel klein schneiden oder hacken und im 2 EL Kokosöl in der Pfanne anbraten. Nun kommen noch der Kreuzkümmel und das Salz dazu.

Füge im nächsten Schritt die fehlenden Zutaten wie Kokosmilch und Tomatenmark hinzu. Nach einem kurzen aufkochen gibst du die Aubergine dazu und schmeckst das Curry nach Geschmack ab.

BUNTE REISPFANNE

Zubereitungszeit: 25 Minuten
2 Portionen

Zutaten:
100 g Basmatireis
2 rote Paprikaschoten
1 gelbe Paprikaschote
100 g frischer Babyspinat
300 g passierte Tomaten
200 ml Gemüsebrühe
1 TL Knoblauchöl
1 TL Olivenöl
Frischer Basilikum
Frischer Schnittlauch
Salz und Pfeffer

Zubereitung:
Paprikaschoten waschen, Kerngehäuse entfernen und in dünne Streifen schneiden.
Oliven- und Knoblauchöl in einer Pfanne erhitzen und die Paprikastreifen darin für 2-3 Minuten anbraten.

Spinat waschen, welke Blätter entfernen und für 1-2 Minuten mitbraten.

Mit Brühe und den passierten Tomaten ablöschen und mit Salz und Pfeffer abschmecken.

Nun den Reis dazugeben und bei mittlerer Hitze für 10-15 Minuten abgedeckt köcheln lassen. Gelegentlich umrühren.

In der Zwischenzeit den Basilikum und den Schnittlauch waschen, trocken schütteln und fein hacken.

Reispfanne vom Herd nehmen und die frischen Kräuter unterheben.

Auf zwei Tellern oder in zwei Schälchen anrichten und servieren.

BUDDHA BOWL MIT ROLLGERSTE

Kalorien: 283,3 kcal | Eiweiß: 8,4 g | Fett: 7 g | Kohlenhydrate: 44,8 g

Zubereitungszeit: 25 Minuten

Zutaten für eine Portion:

80 Gramm Rollgerste am besten über Nacht eingeweicht | 120 ml Gemüsebrühe | 1 Lorbeerblatt | Salz | Pfeffer | 50 Gramm Stangensellerie | 1/4 Apfel | 1 EL Kidneybohnen aus der Dose | 1 EL Mais | 1 EL Koriander gehackt | 1 EL Kokosöl zum Beträufeln | 1 EL gerösteter schwarzer Sesam

Zubereitung:

Die Rollgerste in der Brühe zusammen mit dem Lorbeerblatt für 20 Minuten kochen, salzen und pfeffern und in die Bowl geben. Stangensellerie und Apfel raspeln und darauf verteilen. Bohnen und Mais mit dem Koriander vermengen und ebenfalls in die Bowl geben. Alles mit Kokosöl beträufeln und mit schwarzem Sesam bestreuen.

FISOLEN SALAT MIT PAPRIKA

4 Portionen
350 gr Fisolen
250 gr weiße Bohnen
2 rote Paprika
4 EL Zitronensaft
3 EL Pinienkerne
3 EL weißer Balsamicoessig
1 rote Zwiebel
2 Knoblauchzehen
eine Prise Salz
eine Prise Pfeffer
etwas Öl für die Pfanne

Heizen Sie zuerst das Backrohr auf 200° Grad vor. Wenn das Rohr die richtige Temperatur erreicht hat, legen Sie die Paprika auf den Gitterrost. Sie werden jetzt für etwa 20 Minuten gegart, solange bis die Haut Blasen wirft.

Lassen Sie die Paprika danach auskühlen. Dann stechen Sie sie über einer Schüssel an, um den den Saft darin auffangen zu können. Danach entfernen Sie den Stiel und den Kernstamm, das Fruchtfleisch schneiden Sie in Streifen.

Geben Sie die Paprikastreifen gemeinsam mit den weißen Bohnen in eine große Schüssel und vermengen Sie sie mit dem Paprikasaft, dem Balsamico und dem

Zitronensaft. Schmecken Sie alles gut mit Salz und Pfeffer ab und lassen Sie die Marinade dann für 20 Minuten ziehen.

Zwischenzeitlich können Sie die Fisolen putzen. Halbieren Sie sie dann der Länge nach und schneiden Sie sie in mundgerechte Stücke. Garen Sie die Fisolen anschließend in einem Siebeinsatz über dem Wasserdampf in einem zugedeckten für 10 Minuten.

Dann schälen Sie den Knoblauch und die Zwiebel und hacken beides fein. Vermengen Sie Zwiebel und Knoblauch mit den Fisolen sowie dem fertig gezogenen Bohnen-Paprikagemisch.

Würzen Sie den Salat noch je nach Geschmack mit Salz und Pfeffer nach und servieren Sie in anschließend mit gerösteten Pinienkernen garniert.

BUCHWEIZEN PANCAKES

Zubereitungszeit: **20 Minuten**
Portionen: **4**

Zutaten:
2 TL Backpulver
300 ml Sojamilch
2 EL Rapsöl
2 EL Ahornsirup
3 EL Reissirup
200 g Buchweizenmehl
300 g TK Blaubeeren
50 g Weizen.Vollkornmehl
150 g Sojajoghurt

Zubereitung:
1. Joghurt, Milch und Sirup in einer Schüssel verrühren. Die Mehle mit dem Backpulver vermischen und unter die Sojamilchmischung heben, bis ein Teig entsteht. Den Teig für 30 Minuten ziehen lassen.
2. Blaubeeren waschen und abtropfen lassen.
3. Etwas Öl in eine Pfanne geben und pro Pancake 2 EL Teig nehmen. Ein paar Blaubeeren drüberstreuen und von beiden Seiten braten. Den Vorgang wiederholen, bis der Teig leer ist.
4. Pancakes auf 4 Teller legen und mit den restlichen Blaubeeren bestreuen. Ahornsirup drüberträufeln und genießen.

SÜSSKARTOFFEL MIT GRÜNKOHL

Portionen: **4** - VORBEREITUNG: **10 MINUTEN** – ZUBEREITUNG: **15 MINUTEN**   Familienrezept

In diesem Rezept kochen wir die Süßkartoffeln statt im Ofen nur in der Mikrowelle. Denn im Ofen würde der Vorgang einige Stunden dauern.

Kochen

- 1 Süßkartoffel
- 2 EL Olivenöl
- ½ Zwiebel, gehackt
- 1 Karotte, gehackt und geschält
- 2 Knoblauchzehen, gehackt
- ½ TL getrockneter Thymian
- 1 Tasse gehackter Grünkohl
- Meersalz
- Gemahlener schwarzer Pfeffer

34)   1)   Süßkartoffel in die Mikrowelle für etwa 5 Minuten geben.

2)   Aus Mikrowelle nehmen und in Würfel schneiden.

3)   In einer Pfanne Olivenöl bei mittlerer Hitze erhitzen. Zwiebel und Karotte dazugeben und 5 Minuten kochen.

4)   Knoblauch und Thymian dazugeben und für weitere 30 Sekunden kochen.

5)   Süßkartoffeln dazugeben und für 7 Minuten kochen.

6) Grünkohl hinzugeben und für 1-2 Minuten kochen.
7) Mit Salz und Pfeffer abschmecken.

35)

Kalorien: 427; Fett: 18g; Kohlenhydrate: 38g; Ballaststoffe: 3g; Protein: 10g

FETTUCCINE MIT AVOCADO UND MAIS

Nährwerte: Kalorien: 452,8 kcal, Eiweiß: 5,6 Gramm, Fett: 31,6 Gramm,
Kohlenhydrate: 33,2 Gramm

Für eine Portion benötigst du:
80 Gramm gekochte Fettuccine
1 Schalotte
1/4 Avocado
2 EL Mais
1 Messerspitze Curry
1 TL Öl
1 EL Zitronensaft
100 ml Kokosmilch
Salz und Pfeffer

So bereitest du dieses Gericht zu:
Die Schalotte hacken, die Avocado würfeln und zusammen mit dem Mais und dem Curry goldbraun anrösten. Mit dem Zitronensaft und der Kokosmilch aufgießen, die gekochten Nudeln unterheben, mit Salz und Pfeffer würzen und anrichten.

SUPPE MIT TOPINAMBUR UND WALNÜSSEN

Nährwerte:

Kalorien: 220,5 kcal
Eiweiß: 4,8 Gramm
Fett: 14,6 Gramm
Kohlenhydrate: 15,8 Gramm

Für eine Portion benötigst du:

80 Gramm Topinambur
1 TL Walnussöl
30 ml Weißwein vegan
200 ml Gemüsebrühe
1 Lorbeerblatt
Salz und Pfeffer
1 Prise Muskat gemahlen
1 EL Walnüsse geröstet und gehackt
1 EL Liebstöckel gehackt

So bereitest du dieses Gericht zu:
Den Topinambur würfeln und im Walnussöl goldbraun anrösten. Mit dem Wein ablöschen und mit der Brühe aufgießen. Das Lorbeerblatt hinzugeben und mit Salz, Pfeffer und Muskat würzen. Für 10 Minuten kochen lassen, das Lorbeerblatt herausfischen und die Suppe pürieren. Anrichten und mit den Walnüssen und dem Liebstöckel bestreuen.

ASIATISCHES GEMÜSE MIT TIMBALE

Für: 2 Personen
Schwierigkeitsgrad: normal
Dauer: 20 Minuten Gesamtdauer
Zutaten
200 g Brokkoli, in Röschen geteilt
100 g Weißkohl (oder Chinakohl), fein geschnitten
100 g Karotte, in Juliennestreifen
50 g Knollensellerie, in Juliennestreifen
je ½ Zucchini und rote Paprikaschote, in Juliennestreifen
½ Lauchstange, in feinen Ringen
½ Gurke, fein gehackt
1 rote Paprikaschote, grob gehackt
50g Stangensellerie, grob gehackt
1 Stange Zitronengras, grob gehackt
1 Orange
3 Datteln, entsteint und eingeweicht
1 Stück Ingwer, ca. 1cm
1 Stück Kurkuma, ca. 1cm oder ½ TL Pulver
2 EL Tahin
1,5-2 EL weißes Miso
3 EL Zitronensaft
1 TL Senf
2 TL Flohsamenschalen
Saft von 1 Orange
Saft von ½ Zitrone
2 EL weißes Miso
2 TL Mandelöl

1 TL Birkenzucker/
Xylitol (oder 1 Msp.
Steviapulver)
500g Blumenkohl, grob gehackt
1 TL helles Mandelmus
¼ TL Salz
2 TL schwarze und weiße Sesamsamen
einige Korianderblätter

Zubereitung

Zunächst das gesamte Gemüse in eine Schüssel geben und miteinander vermischen.

Für die Marinade einfach alle Zutaten zusammen geben und mit einem Mixstab verrühren. Dann über das Gemüse geben und ziehen lassen.

Für die Sauce alles Zutaten zusamen mischen und cremig mixen. Dann zum Gemüse geben.

Blumenkohlreis in die Küchenmaschine geben. Alles so mixen bis eine reisähnliches Konsistenz entsteht.

Nun das Gemüse auf Tellern anrichten . Den Blumenkohlreis in kleine Schüsseln drücken und auf das Gemüse stürzen, dann mit dem Sesam bestreuen . Mit den Korianderblättern garnieren .

SCHWIERIGKEITSGRAD: LEICHT

Zutaten:
2 Esslöffel Chiasamen
½ Tasse Hafermilch
200 Gramm Sojajoghurt
Ahornsirup
Frische oder tiefgefrorene Beeren
Geröstete Mandelblättchen

Zubereitung:
1. Chiasamen über Nacht in der Hafermilch quellen lassen. Chiapudding nach Belieben mit Ahornsirup süßen.
2. Sojajoghurt über den Chiapudding geben. Früchte auf den Sojajoghurt füllen und Mandelblättchen darüberstreuen.
Du kannst die Zutaten verrühren, doch kannst du das Frühstücksdessert auch schichtweise anrichten.

GAZPACHO

Ergibt 4 Portionen

Fertig in: 30min　　**Schwierigkeit: leicht**

500g Tomaten

1 Zwiebel

2 Paprika

400ml Tomatensaft

2EL Weißweinessig

½ Gurke

200ml Wasser

Sesamöl zum Braten

Salz und Pfeffer

Petersilie zum Verzieren

LOS GEHT´S

Tomaten leicht einritze und kurz in kochendes Wasser geben. Dann Strunk entfernen, enthäuten und klein schneiden.

Zwiebel und Knoblauch schälen und klein hacken.

Gurke schälen und würfeln. Paprika waschen, Strunk entfernen, entkernen und würfeln.

Alle Zutaten in eine Schüssel geben, verrühren und pürieren. Mit Salz, Pfeffer, Olivenöl und Weißweinessig abschmecken und im Kühlschrank kalt stellen.

1. Mit Petersilie verziert servieren und genießen.

ACAI-BOWL

Acai gilt als eines der Superfoods schlechthin – darum darf ein Rezept damit natürlich nicht fehlen! Diese Bowl liefert dem Körper viele natürliche Antioxidantien, viele B-Vitamine, Ballaststoffe, Calcium, Eisen und Kalium. Mit mehr Kokoswasser verdünnt kann sie auch super als To-Go-Smoothie herhalten.

Schwierigkeitsgrad: leicht
Portionen: 2
*Zubereitung*sdauer: 15 Minuten

ZUTATEN
- [ ] 250 ml Kokoswasser, ungesüßt
- [ ] 2 Teelöffel Hanfsamen, geschält
- [ ] 1 Esslöffel Ahornsirup
- [ ] 2 Esslöffel Granatapfelkerne
- [ ] 3 Esslöffel Acai-Pulver
- [ ] 3 Esslöffel Beeren, frisch oder tiefgekühlt
- [ ] 3 Esslöffel Granola
- [ ] **1 Kiwi**
- [ ] 2 Bananen, in Scheiben eingefroren

ZUBEREITUNG
Um die Grundlage der Bowl zuzubereiten, zunächst einmal das Acai-Pulver, den Ahornsirup, die Beeren, die gefrorenen Bananenscheiben und das Kokoswasser in ein hohes Gefäß geben und mithilfe eines Pürierstabs

zu einer glatten dickflüssigen Konsistenz verarbeiten.

Die Kiwi in schälen und in Stücke schneiden.

Den dickflüssigen Smoothie dann auf zwei Schüsseln verteilen und mit den Beeren, den Granatapfelkernen, dem Granola, den Hanfsamen und den Kiwistücken garniert servieren.

CURRY MIT FENCHEL

Eine Alternative zu vielen klassischen Currys ist dieses Rezept mit Fenchel.

Zutaten:
- 1 Knolle Fenchel
- 3 Möhren
- 1 EL Olivenöl oder anderes Öl
- 1 guter TL Curry, 1 TL Currypaste nach Wunsch
- 100 ml Gemüsebrühe
- 200 ml Kokosmilch
- 1 TL Speisestärke
- Salz, Pfeffer, etwas frische Petersilie

Zubereitung:

Fenchel putzen und in feine Streifen schneiden. Die Karotten schälen und in Scheiben schneiden.

Möhren und Fenchel in Öl für rund 10 Minuten in einer Pfanne anbraten.

Currypulver, Currypaste, Gemüsebrühe und Kokosmilch dazugeben. Die in etwas Wasser aufgelöste Speisestärke kommt ebenfalls dazu. Alles rund 5 Minuten köcheln lassen, mit Salz und Pfeffer abschmecken und mit frischer Petersilie servieren.

HIRSESALAT

Zubereitungszeit: 35 Minuten
2 Portionen

Zutaten:
75 g Hirse
150 ml Gemüsebrühe
2 mittelgroße Tomaten
½ Gurke
1 Frühlingszwiebel (grüner Anteil)
1 TL Knoblauchöl
1 EL Olivenöl
1 unbehandelte Zitrone
Frische Petersilie
Frischer Basilikum
Salz und Pfeffer

Zubereitung:

Gemüsebrühe gemeinsam mit der Hirse in einen Topf geben, kurz aufkochen lassen und danach bei mittlerer Temperatur für 15-20 Minuten köcheln. Vom Herd nehmen und für weitere 10 Minuten ziehen lassen.
Während die Hirse gart, die Tomaten waschen und in kleine Würfel schneiden. Gurke ebenfalls waschen und fein würfeln. Frühlingszwiebel waschen und in dünne Ringe schneiden. Gemüse und Frühlingszwiebeln in eine große Schüssel geben.

Petersilie und Basilikum waschen, trocken schütteln und fein hacken. Danach unter das Gemüse heben.

Zitrone gut abbrausen und ungefähr die Hälfte der Schale mit einer Reibe abraspeln. Danach die Zitrone auspressen. Zitronenabrieb und Zitronensaft gemeinsam mit der Hirse zum Gemüse hinzufügen. Mit Knoblauchöl und Olivenöl beträufeln und gut miteinander vermengen.

Mit Salz und Pfeffer abschmecken, auf zwei Tellern oder in zwei Schälchen anrichten und servieren.

KÜRBIS-INGWER-SUPPE

Der Hokkaidokürbis, benannt nach einer japanischen Insel, ist ein beliebter Speisekürbis, weil die Schale dünn ist und er sich gut verarbeiten läßt.

4 Portionen
1 Hokkaidokürbis, etwa 600 g
1 Dose Kokosmilch, ungesüßt
500 ml Gemüsebrühe
1 Kartoffel
1 Zwiebel
2 cm frischer Ingwer
2 TL rote Currypaste
Kürbiskerne

Putzen Sie zuerst den Kürbis und schneiden Sie ihn dann in Würfel. Schälen Sie auch den Ingwer und schneiden Sie ihn klein. Die Zwiebel wird ebenso geschält und kleingewürfelt.
Erhitzen Sie dann den Rahm der Kokosmilch in einem großen Topf und geben Sie die Currypaste, den Ingwer und die Zwiebel hinzu. Schwitzen Sie alles für ca. 4 Minuten an. Danach geben Sie die Kartoffel und die Kürbiswürfel dazu und dünsten diese für etwa 3 Minuten mit.
Löschen Sie alles mit der Gemüsebrühe und der restlichen Kokosmilch ab und lassen Sie das Gemüse für ca. 30 Minuten weich kochen. Am besten Sie lassen die Suppe bei niedriger Hitze vor sich hin köcheln.

Wenn alles schön weich ist können Sie das Gemüse mit dem Stabmixer fein cremig pürieren.

Bestreuen Sie die Kürbis-Ingwer Suppe mit Kürbiskernen, bevor Sie diese servieren.

OVERNIGHT OATS MIT BEEREN

Zubereitungszeit: 5 Minuten + Ziehzeit über die Nacht

Portionen: **2**

Zutaten:

100 g Beerenmischung

80 g Haferlocken

½ TL Zimt

2 TL Chiasamen

1 Banane, in Scheiben geschnitten

250 ml Sojamilch

Zubereitung:

Alle Zutaten in ein Glas geben und vermischen. Dann in den Kühlschrank stellen und über die Nacht ziehen lassen.

AUBERGINEN HUMMUS

Portionen: 4 - VORBEREITUNG: 20 MINUTEN – ZUBEREITUNG: 6 MINUTEN   Reichhaltig

Dieser Hummus ist nur eine der vielen Variationen und passt gut als Gemüsedip oder Brotaufstrich

180°C Backen

- 220g Kichererbsen
- 1 Aubergine
- 1 Zwiebel
- 8 Knoblauchzehen
- 4 EL Sesamsamen
- 2 EL Zitronensaft
- 80ml Trinkwasser
- ½ TL Chilipulver

47)   1)   Die Kichererbsen über Nacht 12Std einweichen.

2)   Kichererbsen absieben und in einem großen Topf geben. In reichlich Wasser kochen.

3)   Kichererbsen absieben und beiseitestellen

4)   Aubergine für 45 Minuten bei 180°C backen.

5)   Die Haut von der Aubergine entfernen.

6)   Haut von den Knoblauchzehen abziehen und mit einem Messer zerkleinern. Mit der Knoblauchpresse auspressen.

7)   Aubergine und Knoblauch in einen Messbecher geben. Zitronensaft, Sesam, Kichererbsen, Zwiebelstücke und Chilipulver dazu geben.

8)   Die Masse unter Zugabe von Wasser mit einem Stabmixer zu Hummus pürieren.

Kalorien: 302; Fett: 8g; Kohlenhydrate: 47g; Ballaststoffe: 11g; Protein: 14g

SAFRANREIS MIT DATTELN

Nährwerte: Kalorien: 356,2 kcal, Eiweiß: 10,4 Gramm, Fett: 5,9 Gramm, Kohlenhydrate: 63,2 Gramm

Für eine Portion benötigst du:
1/2 rote Zwiebel
1/4 Möhre
1/2 Stange Staudensellerie
1 TL Öl
60 Gramm Basmati-Reis
4 Datteln ohne Stein
120 ml Gemüsebrühe
2 Fäden Safran
Salz und Pfeffer
etwas Thymian, gehackt

So bereitest du dieses Gericht zu:
Zwiebel, Möhre und Staudensellerie fein würfeln und im Öl goldgelb
anbraten. Den Basmati-Reis dazu geben und ebenfalls anschwitzen. Die
Datteln fein hacken, dazu geben und alles mit der Brühe aufgießen.
Die Safranfäden, Salz, Pfeffer und Thymian hinzufügen und alles bei
mittlerer Hitze für 20 Minuten köcheln.

SAUERKRAUTSUPPE

Nährwerte:

Kalorien: 149,2 kcal
Eiweiß: 6 Gramm
Fett: 5,9 Gramm
Kohlenhydrate: 16,9 Gramm

Für eine Portion benötigst du:

1/2 Zwiebel
1 Knoblauchzehe
1/4 Möhre
1 TL Rapsöl
1/2 TL Tomatenmark
1 TL Zucker
50 Gramm Sauerkraut
150 ml Gemüsebrühe
1 Prise Nelkenpulver
1 Prise Ingwerpulver
50 ml Hafermilch
Salz und Pfeffer
1 TL Liebstöckel gehackt

So bereitest du dieses Gericht zu:
Zwiebel, Knoblauch und Möhre klein schneiden und im Rapsöl anrösten. Das Tomatenmark und den Zucker hinzugeben und für eine gute Minute mitrösten. Das

Sauerkraut einrühren und zügig mit der Brühe aufgießen. Mit Nelkenpulver, Ingwer, Salz und Pfeffer abschmecken und für 7 Minuten köcheln lassen. Die Hafermilch einrühren und die Suppe pürieren. Anrichten und mit dem Liebstöckel bestreuen.

VEGANE FAJITA BOWL

Für: 2 Personen
Schwierigkeitsgrad: einfach
Dauer: 25 Minuten Gesamtzeit
Zutaten
200 g Reis
1 Zwiebel
1 Knoblauchzehe
1 rote Paprika
1 grüne Paprika
300 g Champignons
2 Limetten
1/2 Teelöffel Kümmel
1/2 Teelöffel Chillipulver
1/2 Teelöffel Paprikapulver
1/2 Teelöffel Salz
2 Zweig(e) Koriander
1 Avocado
Zubereitung
Reis laut Packungsanleitung kochen.
Zwiebel, Knoblauch zunächst schälen und dann fein hacken. Die Paprika waschen, entkernen und in Streifen schneiden. Dann die Champignons putzen und schneiden. Limettensaft auspressen.
In einer Pfanne Olivenöl erhitzen. Zwiebel, Knoblauch, Paprika und Champignons hinzufügen und 5 Minuten anbraten. Mit Kümmel, Chillipulver, Paprikapulver, Salz und 2 TL Limettensaft würzen. Weitere 2 Minuten anbraten.

Reis mit dem restlichen Limettensaft und dem Koriander vermischen.

Schüssel bereitstellen. Reis in die Schüssel geben und das Gemüse darüber verteilen.

Zum Abschluss die Avocado schälen und entkernen. Längs in Scheiben schneiden und in der Schüssel anrichten.

PULLED-PORK-PIZZA

Für 1 Portion
Zubereitungszeit: 40 Minuten (ohne Ruhezeit)
Schwierigkeitsgrad: leicht

Zutaten:
Für den Teig:
110 Gramm Dinkelmehl
2 Gramm Trockenhefe
Etwas Zucker
Salz
70 Milliliter Wasser

Für die Tomatensauce:
1 große Tomate
1 Esslöffel Tomatenmark
Salz, Zucker, Chilipulver

Für den Belag:
1 Dose Jackfrucht, 565 Gramm
1 Zwiebel
1 Knoblauchzehe
70 Milliliter vegane Barbecuesauce
Rauchsalz, Chilipulver, Paprikapulver
1 Esslöffel Öl

Für den Käseschmelz:
100 Milliliter Sojamilch
10 Gramm Hefeflocken

5 Gramm Maisstärke
Salz, Chilipulver

Zubereitung:
1. Teig bereiten und über Nacht im Kühlschrank ruhen lassen. Tomatensauce bereiten und dafür die Tomaten mit den übrigen Zutaten pürieren.
2. Für das Pulled Pork die Jackfrucht abtropfen lassen. Zwiebel in Ringe schneiden, Knoblauch pressen. Öl erhitzen und darin Zwiebel, Knoblauch und Jackfrucht anbraten. Gewürze zugeben. Wasser zugeben und solange köcheln lassen, bis das Wasser verdampft ist.
3. Für Käseschmelz die Zutaten in einem Topf aufkochen lassen.
4. Teig ausrollen, Tomatensauce daraufstreichen, Pulled Pork und Käseschmelz daraufgeben.
5. Pizza bei 180 Grad Umluft 30 Minuten backen.

INSALATA ITALIA

Ergibt 2 Portionen

Fertig in: 10min   Schwierigkeit: leicht

100g veganer Feta	10 entkernte Oliven
2 Tomaten	1 EL Zitronensaft
1 Gurke	4 EL Olivenöl
1 Paprika	Pfeffer und Salz
1 rote Zwiebel	

LOS GEHT´S

Tomaten, Gurke und Paprika waschen und in kleine Stücke schneiden. Zwiebel schälen und in kleine Stücke hacken.

Oliven halbieren und eine Zitrone auspressen, um einen Esslöffel Zitronensaft zu erhalten.

Feta in kleine Stücke schneiden.

Alle Zutaten in eine große Schüssel geben und vermischen.

Den fertigen Salat servieren und genießen.

FRUCHTIGE SMOOTHIE-BOWL MIT MANGO UND KIWI

Wer Smoothies gerne mag für den ist die Smoothie-Bowl genau das richtige – mit sommerlichem Geschmack nach Mango und Kiwi.

Schwierigkeitsgrad: leicht
Portionen: 2
Zubereitungsdauer: 20 Minuten

ZUTATEN
- ☐ 50 ml Orangensaft
- ☐ 1 Esslöffel gesüßte Cranberrys
- ☐ 1 Teelöffel Leinsamen
- ☐ 1 Teelöffel Pistazienkerne
- ☐ ¼ gelbe Paprika
- ☐ ½ Mango
- ☐ ½ Zitrone
- ☐ **1 Kiwis**

ZUBEREITUNG
Zunächst die Mango schälen und den Kern aus dem Fruchtfleisch entfernen. Dieses anschließend in kleine Stückchen schneiden.
Die Paprikaschote zunächst unter lauwarmen, fließendem Wasser abwaschen und ebenfalls in kleine

Stücke schneiden.

Dann die Zitrone in zwei Hälften schneiden und mithilfe einer Zitronenpresse den Saft herauspressen.

Im Anschluss die Mango- und Paprikastücke zusammen mit dem Orangen- sowie Zitronensaft mithilfe eines Pürierstabs zu einem Smoothie verarbeiten.

Den Smoothie in Schüsseln umfüllen. Die Schale der Kiwi entfernen und dann in dünne Scheibchen schneiden. Die Pistazienkerne dann fein hacken und zusammen mit den Cranberrys, den Kiwischeiben und den Leinsamen über dem Smoothie verteilen.

KOKOSPUDDING MIT MANGO

Für den süßen Hunger zwischendurch ist auch der Kokospudding gedacht. Dieser ist schnell und leicht zuzubereiten, muss allerdings einen Moment im Kühlschrank auskühlen.

Zutaten:
- ☐ 400 ml Kokosmilch aus der Dose
- ☐ 2 leicht gehäufte EL Maisstärke
- ☐ 3 EL Xucker (Xylit)
- ☐ ½ Mango

Zubereitung:

Rühre die Maisstärke erst mit etwas Kokosmilch glatt. Deine Kokosmilch ist aber ganz hart? Erwärme sie leicht, dann wird sie schnell flüssig!

Erhitze nun die noch übrige Kokosmilch zusammen mit dem Xucker und gebe die angerührte Mischung mit einem Schneebesen dazu. Lasse den Pudding unter rühren aufkochen und fülle ihn danach in Dessertschalen um. Diese kühlen am besten im Kühlschrank aus.

Serviere den Pudding mit frisch aufgeschnittenen Mangowürfeln.

SOMMERSALAT

Zubereitungszeit: 15 Minuten
2 Portionen

Zutaten:
125 g Feldsalat
100 g frischer Babyspinat
½ Gurke
100 g Erdbeeren
1 EL Zitronensaft
1 EL Weißweinessig
1 EL Olivenöl
Frische Petersilie
Frischer Schnittlauch
Salz und Pfeffer

Zubereitung:

Feldsalat und Spinat waschen, putzen und in einer Salatschleuder trocknen oder mit einem Stück Küchenpapier trocken tupfen. Danach in eine Schüssel füllen.
Gurke waschen, schälen und mit einer Reibe fein raspeln. Erdbeeren waschen, putzen und in dünne Scheiben schneiden. Danach zum Salat geben und gut miteinander vermengen.

Zitronensaft, Essig und Olivenöl in einem Schälchen verrühren. Dressing mit Salz und Pfeffer abschmecken und den Salat damit beträufeln.

Petersilie und Schnittlauch waschen, trocken schütteln und fein hacken. Kräuter unter den Salat heben.

Auf zwei Tellern oder in zwei Schälchen anrichten und servieren.

SUPPE MIT TOPINAMBUR UND ANANAS

Kalorien: 155,3 kcal | Eiweiß: 3,1 g | Fett: 5,4 g | Kohlenhydrate: 22,5

Zubereitungszeit: 25 Minuten

Zutaten für eine Portion:

1 Schalotte | 100 Gramm Topinambur | 1 TL Kokosöl | 2 EL Ananassaft | 200 ml Gemüsebrühe | 30 Gramm Ananas | 1 Lorbeerblatt | eine Messerspitze Nelkenpulver | Salz | Pfeffer | 3 Minzblätter gehackt zum Bestreuen

Zubereitung:

Schalotte und Topinambur klein schneiden und im Kokosöl anrösten. Mit dem Ananassaft ablöschen und mit der Brühe aufgießen. Die Ananas und das Lorbeerblatt hinzugeben und mit Nelkenpulver, Salz und Pfeffer würzen. Für 20 Minuten köcheln. Mit dem Stabmixer pürieren, anrichten und mit der Minze garnieren.

SÜßKARTOFFELLAIBCHEN SCHNELL & EINFACH

4			Portionen
400	gr		Süßkartoffel
1			Kartoffel
4	EL	vegane Sauce	Béarnaise
4	TL		Schnittlauch
3	EL		Kartoffelstärke
3	EL	neutrales	Pflanzenöl
2	EL	geschrotete	Leinsamen
2	TL		Meersalz
2	TL		Petersilie
1			Knoblauchzehe
½			Zwiebel
¼	TL		Pfeffer
eine	Prise	Salz &	Pfeffer

Vermengen Sie zuerst 5 EL Wasser und den Leinsamenschrot. Vorerst beiseite stellen. Dann werden die Zwiebel, die Kartoffel und die Süßkartoffeln grob geraspelt. Anschließend den Knoblauch fein hacken.

Geben Sie die Gemüseraspel in eine Schüssel mengen Sie 1 TL Meersalz unter. Lassen Sie alles für etwa 10 Minuten ziehen. Danach gießen Sie die überschüssige Flüssigkeit ab und drücken das Gemüse gut aus. Dann vermischen Sie die Raspel mit dem Kartoffelmehl, dem Leinsamen, 1 TL Salz sowie Pfeffer. Geben Sie das Öl in eine heiße Pfanne. Dann formen Sie mit einem

Esslöffel Laibchen, die Sie dann in die Pfanne geben und dort etwas platt drücken. Braten Sie die Laibchen für ca. 5 Minuten bei mittlerer bis hoher Hitze von beiden Seiten schön knusprig und goldbraun.

Zum Schluss hacken Sie noch die Petersilie und den Schnittlauch fein. Servieren Sie die Süßkartoffel Laibchen mit Sauce Bernaise und toppen Sie sie mit den vorhin geschnittenen Kräutern. Am besten heiß servieren.

SÜßKARTOFFELN MIT GUACAMOLE

Zubereitungszeit: **20 Minuten**
Portionen: **2**

Zutaten:
1 TL Salz
1 Süßkartoffel
1 TL Paprikaedelsüß
2 EL Sonnenblumenöl
½ TL Pfeffer
½ Mango
1 Avocado
½ Bund Petersilie
Salz und Pfeffer
2 TL Zitronensaft

Zubereitung:
Ein Backblech mit Backpapier auslegen und den Ofen auf 200°C vorheizen.
Süßkartoffel schälen, halbieren, dann vierteln und in Wedges schneiden.
Die Wedges mit Öl ½ TL Pfeffer und 1 TL Salz vermengen. Dann für 15 Minuten im Ofen backen lassen.
Für die Guacamole: Avocado halbieren, entkernen und das Fleisch mit einer Gabel zerdrücken. Anschießend mit Salz, Pfeffer und Zitronensaft vermischen. Mango schälen und würfeln. Petersilie hacken und mit der

Mango zur Avocado geben. Alles gut vermischen und mit den Wedges servieren.

GEMISCHTES GRÜNGEMÜSE

Scheiben: 20 - VORBEREITUNG: 10 MINUTEN – ZUBEREITUNG: 20 MINUTEN   Vegetarisch

Sehr lecker, schnell gemacht und ein tolles Gericht für warme Tage!

Kochen

- 225g Senfgrün
- 225g Rübengrün
- 1 Bund Spinat
- 1 Tomate, in 4 Stücke geschnitten
- ½ TL roter Pfeffer, gemahlen
- Etwas Salz
- 1 EL geriebener Ingwer
- 1 frische grüne Paprika, geschnitten
- 2 EL ungesalzene Butter
- 2 EL Pflanzenöl

53)

1) Senfgrün gründlich abwaschen und das untere von den Stielen abschneiden. Alles in 6mm Stücke schneiden. Dasselbe mit dem Rübengrün machen.

2) Das untere vom Spinatbündel entfernen. Blätter und Stängel grob hacken und Wasser ausdrücken.

3) Vorige Zutaten mit Tomate in einen Topf geben und bei mittlerer Hitze erhitzen. 10 Minuten kochen lassen.

4) Pfeffer und Salz dazugeben und für 40 Minuten unter gelegentlichem Rühren kochen lassen.

5)   Grünzeug in einen Mixer pürieren.
6)   Wieder in den Topf geben.
7)   In einer Pfanne mit Öl 3 Minuten lang Ingwer und Chilischote braten.
8)   In den Topf gießen und Butter dazugeben. Solange rühren, bis Butter geschmolzen ist.

Pro Portion: Kalorien: 35; Fett: 1g; Kohlenhydrate: 1g; Ballaststoffe: 3g; Protein: 6g

PIKANTE INDISCHE SUPPE MIT ANANAS

Nährwerte: Kalorien: 212 kcal, Eiweiß: 9,2 Gramm, Fett: 7,5 Gramm,
Kohlenhydrate: 25,5 Gramm

Für eine Portion benötigst du:
1/2 rote Zwiebel
1 TL Sesam Öl
1/2 TL Kurkuma, gemahlen
Saft einer halben Zitrone
30 Gramm rote Linsen, kochfertig
1/4 Zucchini
60 Gramm Ananas
150 ml Gemüsebrühe
50 ml Soja-Joghurt
1 Prise Zimt
1 Prise Nelkenpulver
1 Prise Kümmel, gemahlen
Salz und Pfeffer

So bereitest du dieses Gericht zu:
Die Zwiebel klein hacken und im Öl anbraten. Kurkuma kurz mitrösten und mit dem Zitronensaft ablöschen. Linsen und gewürfelte Zucchini sowie klein geschnittene Ananas dazu geben und alles mit der Brühe aufgießen. Für 6 Minuten kochen lassen und mit Zimt, Nelkenpulver, Kümmel, Salz und Pfeffer abschmecken.
Vor dem Servieren den Soja-Joghurt einrühren.

ASIATISCHER PAK- CHOI- SALAT

Nährwerte:

Kalorien: 136,3 kcal
Eiweiß: 2,9 Gramm
Fett: 10,3 Gramm
Kohlenhydrate: 6,9 Gramm

Für eine Portion benötigst du:

50 Gramm Pak- Choi
1/2 rote Zwiebel
30 Gramm Papaya
1 Radieschen
1/4 gelbe Paprika
1 EL Limettensaft
1/2 TL Zucker
1 EL Sesamöl
1 EL Sesam geröstet

So bereitest du dieses Gericht zu:
Obst und Gemüse klein schneiden und aus den restlichen Zutaten ein Dressing rühren. Den Salat damit marinieren, für 6 Minuten ziehen lassen und servieren.

HAFERFLOCKEN MIT TRAUBENKOMPOTT

Für: 4 Personen
Schwierigkeitsgrad: einfach
Dauer: 15 Minuten Gesamtzeit
Zutaten
200g Haferflocken
10EL Sonnenblumenkerne
600ml Reismilch
300ml Apfelsaft (naturtrüb)
500g Weintrauben (weiß)
1TL Zimt
1EL Ingwer
1Prise Kardamompulver
1Prise Salz
1Schuss Zitronensaft
1Prise Kakaopulver
1Schuss Agavendicksaft
Zubereitung
Sonnenblumenkerne mit den Haferflocken in einem Topf kurz anbraten und mit Reismilch aufgießen (600ml).
Etwas mit Salz und Ingwer würzen und bei kleiner Flamme für 7 Minuten stehen lassen.
Trauben währenddessen schneiden und mit dem Apfelsaft, dem Kardamompulver, Salz und etwas Zitronensaft aufgekocht. Nun lassen Sie alles für wenige Minuten dünsten.

Anschließend den Haferbrei in Schüsseln verteilen und das Kompott darauf anrichten. Je nach Geschmack mit Kakao, Zimt oder Zucker süßen.

MATCHA SMOOTHIE BOWL

Für 2 Portionen
Zubereitungszeit: 5 Minuten
Schwierigkeitsgrad: leicht

Zutaten:
½ Avocado
2 Bananen
100 Milliliter Mandelmilch
1 Esslöffel Matcha-Pulver

Einige Avocadoscheiben, Bananenscheiben und Mandeln zum Dekorieren

Zubereitung:
1.Alle Zutaten im Mixer zu einer cremigen Substanz mischen.
2. In Schüsseln füllen und dekorieren.

KOHLRABIPUFFER MIT KAPERNCREME

Ergibt 4 Portionen

Fertig in: 15min　　Schwierigkeit: leicht

150g Sojajoghurt	**400g Karotten**
100g veganer Quark	**5EL Kichererbsenmehl**
1 Zitrone	**1 Bund Schnittlauch**
2EL Kapern	Salz und Pfeffer
400g Kohlrabi	Kokosöl zum Braten

LOS GEHT´S

Zitronenschale abreiben und beiseite stellen. Zitrone halbieren und auspressen.

Für die Kaperncreme: Joghurt, Quark, die Hälfte der Zitronenschale, Kapern und 2 TL Zitronensaft gut verrühren und mit Salz und Pfeffer abschmecken.

Karotten und Kohlrabi schälen. Schnittlauch waschen und klein hacken.

Gemüse fein raspeln und mit Salz und Pfeffer würzen. Kichererbsenmehl und Schnittlauch untermischen.

Öl in einer Pfanne erhitzen und den Teig Esslöffelweise hineingeben und von beiden Seiten goldbraun braten. Dann herausnehmen und auf Küchenpapier abtropfen lassen.

Plätzchen zusammen mit Kaperncreme auf einem Teller anrichten und die restliche Zitronenschale drüber streuen.

1. Servieren und genießen.

RÜHREI

Ob zu Brot, zu Bohnen oder pur – ob mit Schnittlauch, mit Lauchzwiebeln oder ohne alles – Rührei ist immer ein leckeres Frühstück.

Schwierigkeitsgrad: leicht
Portionen: 2
Zubereitungsdauer: 10 Minuten
Koch-/Backzeit: 10 Minuten

ZUTATEN
- ☐ 50 g Schnittlauch
- ☐ 100 g Räuchertofu
- ☐ 100 g Seidentofu
- ☐ 200 g Tofu Natur
- ☐ 10 ml Rapsöl
- ☐ 1 Prise Kurkuma
- ☐ 1 Prise Salz
- ☐ 1 Zwiebel
- ☐ **Salz**
- ☐ **Pfeffer**

ZUBEREITUNG
Mit der Zubereitung des Räuchertofus beginnen. Dafür zunächst die Zwiebel schälen und fein würfeln, den Seidentofu in dünne Streifen schneiden und beides in einer Pfanne mit heißem Öl ein wenig anbräunen

lassen.

In der Zwischenzeit den Natur-Tofu zubereiten. Diesen mithilfe einer Gabel in kleine Stückchen zerkleinern und 1 Prise Kurkuma sowie 1 Prise Salz hinzugeben und mit dem Tofu vermischen. Im Anschluss die Tofumischung ebenfalls in die Pfanne geben und auch diese anbraten bis sie beginnt sich leicht braun zu verfärben.

Zuletzt den Seidentofu verarbeiten, indem dieser in relativ grobe Stücke zerkleinert wird und dann zu den beiden anderen Tofusorten in die Pfanne geben. Alles mit Salz und Pfeffer abschmecken und weiterbraten lassen bis es zu einer einheitlichen Rührei-Masse wird.

In der Zwischenzeit den Schnittlauch kleinschneiden, sodass kleine Röllchen entstehen – diese abschließend auf dem fertigen Rührei verteilen und servieren.

TIPP: Der Räuchertofu sorgt für einen würzigen Geschmack und der Seidentofu lässt das Rührei saftig werden – sollten sie allerdings nicht zur Hand sein, so kann auch auf sie verzichtet und stattdessen ausschließlich der Natur-Tofu verwendet werden. Bei der Verwendung des Kurkumas unbedingt vorsichtig sein, denn eigentlich ist dieses für die gelbliche Färbung des Tofus gedacht um eine möglichst Rührei-getreue Farbe zu erzeugen – jedoch sorgt eine zu große Menge für einen nicht mehr genießbaren Geschmack.

BLUMENKOHLREIS

Reis aus Blumenkohl zu essen ist genau wie die Nudeln aus Zucchini ein neuer und interessanter Trend. Falls dir der Blumenkohlreis nicht ausreicht - dazu passt ein Salat oder ein wenig Tofu.

Zutaten:
- ☐ 1 Blumenkohl, mittelgroß
- ☐ 1 Zwiebel, rot
- ☐ 1 EL Öl wie Oliven- oder Kokosöl
- ☐ Salz, Pfeffer, Kümmel
- ☐ 1 Knoblauchzehe

Zubereitung:
Hacke die Zwiebel und den Knoblauch sehr fein und brate beides mit dem Öl in einer Pfanne an.
Nun wird der Blumenkohl auf einer Reibe grob gerieben und brät für etwa 3 Minuten mit in der Pfanne an.
Nun würzt du den Blumenkohlreis nach Geschmack mit und kannst nach Wunsch noch weiteres Gemüse hinzufügen.

SCHNELLES ERDBEER-BASILIKUM-EIS

Zubereitungszeit: 10 Minuten
2 Portionen

Zutaten:
250 g tiefgefrorene Erdbeeren
1 mittelgroße, unreife Banane
1 EL Reissirup
¼ Vanilleschote
Frischer Basilikum

Zubereitung:

Vanilleschote längs halbieren und das Mark mit einem scharfen Messer auskratzen. Banane schälen und in grobe Stücke zerteilen.
Alle Zutaten in einen Standmixer geben und gut durchmixen.
Basilikum waschen, trocken schütteln und einige Blätter abzupfen.
In zwei Schälchen anrichten, mit den Basilikumblättern garnieren und servieren.

GEBRATENE ASIA NUDELN

Kalorien: 207,5 kcal | Eiweiß: 6 g | Fett: 11,1 g | Kohlenhydrate: 19,4 g

Zubereitungszeit: 30 Minuten

Zutaten für eine Portion:

80 Gramm Ramennudeln | 1/2 Zwiebeln | 1/2 TL Ingwer gerieben | 1/4 rote Paprika | 1/4 grüne Paprika | 1 EL Sesamöl | 50 Gramm Spitzkohl | 30 Gramm Zuckerschoten | 50 ml Gemüsebrühe | 1 TL Sojasauce | 1 TL Sambal Olek | eine Messerspitze Cayennepfeffer | 1 Frühlingszwiebel | 1 TL Sesam

Zubereitung:

Die Ramennudeln für 5 Minuten kochen und abseihen. Zwiebel und Paprika klein schneiden und mit dem Ingwer im Sesamöl anbraten. Den Spitzkohl raspeln und zusammen mit den Zuckerschoten hinzugeben. Mit der Brühe aufgießen und mit Sojasauce, Sambal Olek und Cayennepfeffer würzen. Die Nudeln unterheben und durchschwenken. Anrichten und mit gehackter Frühlingszwiebel und Sesam bestreuen.

PANZANELLA

2 Portionen
200 gr trockenes, in Würfel geschnittenes Ciabatta oder anderes Weißbrot
2 rote Paprika
1 kleine Aubergine
1 Handvoll in mundgerechte Stücke geschnittener Radicchio
einige getrocknete Fleischtomaten
Rucola
schwarze Oliven

Für das Dressing
Balsamico-Essig
Olivenöl
frisch gehackte Petersilie
eine Prise Salz
eine Prise Pfeffer

Waschen Sie zuerst die Aubergine und die Paprika und schneiden Sie beides dann in mundgerechte Würfel. Geben Sie die Würfel auf ein Backblech, salzen Sie alles und grillen Sie es dann für 15 Minuten bei 200° Grad. Danach kurz abkühlen lassen.
Würfen Sie anschließend die Tomaten und geben Sie diese dann mit dem Brot und allen anderen Zutaten in eine große Schüssel.

Schmecken Sie den Salat mit Essig und Öl ab und lassen Sie ihn für etwa 5 Minuten ziehen. Richten Sie den Salat mit Rucola an und servieren Sie ihn.

GRAUPEN

Zubereitungszeit: **15 Minuten**
Portionen: **1**

Zutaten:
20 g Pistazienkerne
150 g Graupen
Salz und Pfeffer
1 Granatapfel
2 EL Kokosöl
1 L Gemüsebrühe
1 Dose Kidneybohnen

Zubereitung:
Gemüsebrühe aufkochen lassen und die Graupen darin für 20 Minuten köcheln.
Kidneybohnen abtropfen lassen.
Granatapfel halbieren und die Kerne herausnehmen. Pistazien hacken.
Die fertigen Graupen mit Bohnen Granatapfelkernen, Olivenöl und Gewürzen vermischen und servieren.

ENDIVIENBLÄTTER MIT MANGOCHUTNEY

Portionen: 4 - VORBEREITUNG: **15 MINUTEN** – ZUBEREITUNG: **0 MINUTEN** Fingerfood
Gefüllte Endivienblätter sind ein fruchtiges Sommergericht, das sich super als Beilage oder Vorspeise anbietet
190°C Backen

- 200g Mango
- 25g Zwiebel
- 2 EL Zitronensaft
- 30g Korianderblätter
- 95g Gemüsepaprika
- 200g Zucchini
- ¼ Stück Jalapeño
- ½ TL Meersalz
- 1/8 TL Cayennepfeffer
- 120g Blumenkohl
- 1 EL Schnittlauch
- 60g Hanfsamen, geschält
- 185ml Wasser
- 125 Sonnenblumenöl
- 125 Olivenöl
- 60ml Zitronensaft
- 2 EL Apfelessig
- 1 TL Meersalz
- ¼ TL schwarzer Pfeffer
- 2 TL Nährhefe
- 8 Blatt Endivie

61)   62)

1)   Mango schälen, würfeln und in eine Schüssel geben. Zucchini waschen, würfeln und hinzufügen.

2)   Korianderblätter, Paprika, Jalapeño und Zwiebel fein hacken und dazugeben. Alles mit Zitronensaft, Pfeffer und Meersalz vermengen.

3)   Blumenkohl und Schnittlauch waschen, fein schneiden und in Standmixer geben.

4)   Wasser, Öle, Zitronensaft, Hanfsamen, Apfelessig, Salz, Pfeffer und Hefeflocken in Mixer geben. Zu einem Dressing pürieren.

5)   Endivienblätter abzupfen und waschen. Mangochutney in Blätter geben und mit Hanfsauce garnieren.

Pro Portion: Kalorien: 669; Fett: 49g; Kohlenhydrate: 16g; Ballaststoffe: 4g; Protein: 8g

GEGRILLTE ZUCCHINI UND AUBERGINEN

Nährwerte: Kalorien: 181,1 kcal, Eiweiß: 6,5 Gramm, Fett: 13,7 Gramm, Kohlenhydrate: 6,6 Gramm

Für eine Portion benötigst du:
1 kleine Aubergine
1 kleine Zucchini
2 Knoblauchzehen
1 EL Olivenöl
Oregano
Salz und Pfeffer

Für den Dip:
20 Gramm Erdnüsse, eingeweicht
1 EL Soja-Joghurt
1 Stiel Koriander
1 Prise Anispulver

So bereitest du dieses Gericht zu:
Auberginen und Zucchini in 0,5 cm dicke Scheiben schneiden. Knoblauch hacken und mit Olivenöl, Oregano, Salz und Pfeffer vermengen. Das Gemüse damit marinieren und auf einem Backblech bei 180 °C für 8 Minuten backen. Die Erdnüsse mit den restlichen Zutaten für den Dip in den Mixer geben. Mit Salz und Pfeffer abschmecken und zum Gemüse servieren.

Frittierter Wan- Tan mit Dip

Nährwerte:

Kalorien: 338,7 kcal
Eiweiß: 7,2 Gramm
Fett: 5 Gramm
Kohlenhydrate: 64,1 Gramm

Für eine Portion benötigst du:

10 Wan Tan Blätter
1 Liter Öl zum Frittieren
30 ml Wasser
30 ml Reisessig
40 Gramm Zucker
1 Knoblauchzehe gehackt
1 Chili gehackt
1 EL Sojasauce
1 EL Erdnüsse gehackt

So bereitest du dieses Gericht zu:
Das Öl auf etwa 180° Celsius erhitzen und den Wan Tan für 2 Minuten frittieren. In der Zwischenzeit die restlichen Zutaten unter ständigem Rühren aufkochen lassen, etwas eindicken, vom Herd nehmen und zum Frittierten anrichten.

TAHINI-ZITRONEN-QUINOA MIT SPARGEL-BÄNDERN

Für: 4 Personen
Schwierigkeitsgrad: normal
Dauer: 45 Minuten Gesamtzeit

Zutaten

1 Dose Kichererbsen
Zitronensaft
10g Quinoa
15g Tahini
15g frischer Limettensaft
1EL Honig
10g frische Minzblätter
100g dicker Spargel
10g geschälte Pistazien, gehackt
Salz
Pfeffer

Zubereitung

In der Schüssel Kichererbsen, Zitronenschale, Zitronensaft und Prise Salz und Pfeffer mischen. 20 Minuten ruhen lassen oder über Nacht im Kühlschrank lagern und abtropfen lassen.

Inzwischen Quinoa laut Anleitung kochen und salzen.

In Pürierstab Tahini, Limettensaft, Honig, Minze, 1/2 Tasse Wasser und 1/4 Teelöffel Salz pürieren, bis die Masse glatt ist, bei Bedarf zusätzliches Wasser hinzufügen; beiseite legen.

Mit einem Schäler Spargel in Streifen schneiden und vom Holzende bis zur Spitze abziehen. In der Schüssel gekochte Quinoa, Spargelbänder und marinierte Kichererbsen kombinieren. Mit Pistazien bestreuen und mit Tahini-Dressing beträufeln.

CHILI-BOWL MIT SCHWARZEN BOHNEN

Für 4 Portionen
Zubereitungszeit: 120 Minuten
Schwierigkeitsgrad: leicht

Zutaten:
400 Gramm getrocknete schwarze Bohnen
400 Gramm Champignons
1 Liter Salzwasser
500 Milliliter Wasser
4 Esslöffel Limettensaft
½ Bund Koriander
1 Esslöffel Tomatenmark
2 Zwiebeln
4 Knoblauchzehen
4 Süßkartoffeln
4 eingelegte Chilischoten
Pfeffer, Salz
Sonnenblumenöl
Paprikapulver edelsüß
Sojajoghurt

Zubereitung:
1. Bohnen im Wasser über Nacht einweichen und dann in 1 Liter Salzwasser 90 Minuten garen. Wasser beim Abgießen auffangen. Zwiebeln und Knoblauch fein würfeln, Chilischoten in Ringe schneiden.
2. Pflanzenöl erhitzen, Zwiebeln mit Knoblauch und Chili darin anbraten. Tomatenmark dazugeben, kurz

andünsten. Pilze und Koriander dazugeben und kurz dünsten. Mit 150 Milliliter Bohnenwasser ablöschen, Wasser einreduzieren lassen. Bohnen mit restlichem Wasser dazugeben und 30 Minuten unter regelmäßigem Umrühren weiterkochen. Gewürze und 4 Esslöffel Limettensaft dazugeben.

3. Pflanzenöl mit Paprikapulver, Pfeffer und Salz mischen. Süßkartoffeln in Scheiben schneiden und dazugeben. Süßkartoffeln auf ein Backblech legen und 30 Minuten bei 180 Grad Ober- und Unterhitze backen. Süßkartoffeln mit Bohnen anrichten und mit Sojajoghurt toppen.

BLUMENKOHL-BROKKOLI-CURRY

Ergibt 2 Portionen

Fertig in: 20min	**Schwierigkeit: leicht**

1 Zwiebel	50ml Kokosmilch
1 Karotte	300ml Gemüsebrühe
½ Brokkoli	1EL Kokosöl
½ Blumenkohl	
50g Cashewkerne	**3TL Currypulver**
	Salz und Pfeffer

LOS GEHT´S

Zwiebel schälen und klein hacken.

Karotte schälen, waschen, halbieren und in kleine Stücke schneiden.

Brokkoli und Blumenkohl waschen und Rösschen abtrennen.

Öl in einer Pfanne erhitzen und Karottenstücke und Zwiebeln goldbraun anbraten.

Blumenkohl-, Brokkolirösschen, Gemüsebrühe, Kokosmilch und Curry hinzugeben und bei geschlossenem Deckel ca. 15 Minuten köcheln lassen.

Cashewkerne separat in einer fettfreien Pfanne leicht bräunen.

1. Das Curry mit Salz und Pfeffer abschmecken.

In tiefen Tellern zusammen mit den Cashewkernen servieren und genießen.

GEGRILLTE SÜßKARTOFFELN

Süßkartoffeln können zwar eine grandiose Beilage sein, doch schmecken sie in gegrillter Form und pur noch viel besser.

Schwierigkeitsgrad: leicht
Portionen: 2
*Zubereitungs*dauer: 40 Minuten

ZUTATEN
- ☐ 375 g Süßkartoffeln
- ☐ ½ Teelöffel Estragon, getrocknet
- ☐ ½ Teelöffel Korianderkörner
- ☐ ½ Teelöffel Thymian, getrocknet
- ☐ 2 Esslöffel Olivenöl
- ☐ ½ Chilischote, getrocknet
- ☐ 1 Knoblauchzehe
- ☐ Öl zum Bestreichen
- ☐ **Salz**
- ☐ **Pfeffer**

ZUBEREITUNG

Als erstes die Marinade herstellen. Dafür die Chilischote zusammen mit den Korianderkörnern in einen Mörser geben und fein zermahlen. Den Estragon und den Thymian mit in den Mörser geben und noch einmal ordentlich zerstoßen.

Den Knoblauch zunächst schälen und dann mit einer Knoblauchpresse zu den Zutaten in den Mörser pressen, Salz und Pfeffer beimengen und alles miteinander vermischen. Dann das Olivenöl unterrühren.

Die Süßkartoffeln als nächstes unter fließendem lauwarmen Wasser gründlich abspülen und mithilfe eines Sparschälers schälen. Die Süßkartoffeln dann in Scheiben mit einer Dicke von etwa 2 Zentimetern schneiden.

Die Süßkartoffelscheiben mit der Marinade aus dem Mörser ordentlich bestreichen und mit Alufolie abdecken – so für etwa 30 Minuten durchziehen lassen.

Derweil den Grill auf Temperatur bringen und das Grillrost mit Öl ein wenig einfetten. Nach der halben Stunde dann die marinierten Süßkartoffelscheiben auf dem Grill verteilen und auf mittlerer Hitze je Seite etwa 7 Minuten lang grillen. Dabei ist es jedoch wichtig darauf zu achten, dass die Hitze zu keinem Zeitpunkt zu heiß wird, da die Süßkartoffelscheiben ansonsten von außen bereits sehr dunkel werden, während sie innen noch gar sind.

Die Kartoffeln danach vom Rost nehmen und auf einem Teller zusammen mit der übrigen Marinade servieren.

GEMÜSESTICKS MIT HUMMUS

Hummus lässt sich fertig in einer kleinen Dose genau wie Gemüsesticks mitnehmen.

Zutaten:
- 1 rote Paprika, eventuell 2 Möhren oder eine Kohlrabi
- 1 Dose Kichererbsen
- Frisch gepresster Saft einer Zitrone
- Salz, Pfeffer
- Ca 2 EL Tahine (Sesampaste)
- 3 bis 5 EL Öl (geht auch ohne, schmeckt aber besser mit Öl)

Zubereitung:

Schütte die Kichererbsen in ein Sieb und fange ein wenig von dem Saft auf. Püriere diese mit dem Zitronensaft und schmecke alles mit Salz und Pfeffer ab.

Nun kommen Tahine und Öl dazu. Achte auf die Konsistenz und schmecke ab, bis der Hummus für dich perfekt ist.

Schneide das Gemüse in Streifen und Sticks und nehme es in einer Dose mit.

BRUSCHETTA

Zubereitungszeit: 15 Minuten
15-18 Kugeln

Zutaten:
4 Scheiben Dinkelbrot
2 mittelgroße Tomaten
3 EL Olivenöl
¼ TL brauner Rohrzucker
1 TL Weißweinessig
Frischer Basilikum
Salz und Pfeffer

Zubereitung:

Tomaten waschen und enthäuten. Hierfür die Tomaten am oberen Ende einritzen und mit heißem Wasser übergießen. Die Schale löst sich danach quasi von alleine. Vierteln, entkernen und in kleine Würfel schneiden.
Basilikum waschen, trocken schütteln und fein hacken. Gemeinsam mit den Tomatenwürfeln in eine Schüssel geben.
2 EL Olivenöl, Zucker, Weißweinessig sowie etwas Pfeffer und Salz in einem Schälchen miteinander verrühren. Nun über die Tomaten-Basilikum-Mischung geben und alles gut miteinander vermengen.
Brotscheiben in einer Pfanne mit dem restlichen Olivenöl von beiden Seiten für 2-3 Minuten anrösten.

Wer kein Dinkel verträgt, greift auf ein glutenfreies Brot zurück.
Brot aus der Pfanne holen, Tomatenmischung auf den Scheiben verteilen und servieren.

GNOCCHI MIT TOMATEN UND PINIENKERNEN

Kalorien: 897,6 kcal | Eiweiß: 25,4 g | Fett: 13,8 g | Kohlenhydrate: 162,1 g

Zubereitungszeit: 30 Minuten

Zutaten für zwei Portionen:

Für die Gnocchi

400 Gramm Kartoffeln gekocht | 100 Gramm Mehl | 3 EL Maismehl | Salz | Pfeffer | Muskatnuss

Für die Tomaten

120 Gramm Datteltomaten halbiert | 2 Zehen Knoblauch blättrig geschnitten | 1 kleine Chili gehackt | 2 EL Olivenöl | 1/2 TL Zucker | 1 EL Petersilie gehackt | 30 Gramm Pinienkerne geröstet

Zubereitung:

Für die Gnocchi die Kartoffeln pressen und mit Mehl, Maismehl, Salz, Pfeffer und Muskat verkneten. Aus dem Teig Gnocchi formen und in Salzwasser kochen. Die Tomaten mit dem Knoblauch und der Chili im Olivenöl anbraten. Mit Zucker karamellisieren lassen. Die Gnocchi hinzugeben. Mit Petersilie und

Pinienkernen durchschwenken und anrichten.

REIS MIT INGWER-GEMÜSE

Obwohl Ingwer sehr gesund, mag nicht jeder den scharfen Geschmack. Bei diesem Gericht kann man ihn auch weglassen, wenn man möchte.

2 Portionen
150 g Langkornreis
400 g Tofu
1 Zwiebel
100 g Sellerie
2 Möhren
2 kleine Zucchini
30 g Ingwer
2 Knoblauchzehen
Rapsöl
100 ml Gemüsebrühe
1 El Sojasoße
1 El heller Instant-Soßenbinder

Den Reis mit Wasser bedecken und 20 Minuten leicht kochen lassen. Abschütten und warm stellen. Gemüse putzen, waschen und schälen. Ingwer und Knoblauch fein hacken. Zwiebel, Sellerie und Tofu würfeln.
Die Zucchini und die Möhren jeweils in Scheiben schneiden. Öl in einer Pfanne erhitzen. Ingwer und Knoblauch dazugeben und beides goldgelb werden lassen. Das Gemüse und den Tofu zufügen und unter kräftigem Rühren drei bis vier Minuten anrösten. Brühe und Sojasoße dazugeben, zwei Minuten bei

geschlossenem Deckel köcheln. Den Soßenbinder einstreuen und nochmals aufkochen lassen. Reis und Gemüse auf einem Teller servieren, wer möchte, kann Sesamsamen, Kürbiskerne oder zerkleinerte Walnusskerne darüberstreuen.

KIDNEY BOHNEN SALAT MIT MAIS

Zubereitungszeit: **10 Minuten**
Portionen: **2**

Zutaten:
100 g Tomaten, gewürfelt
1 Zwiebel, gehackt
1 Dose Mais
1 Handvoll Pepperoni, gehackt
1 Dose Kidneybohnen

Für das Dressing:
Salz und Pfeffer
2 EL Olivenöl
2 EL heller Balsamicoessig

Zubereitung:
Bohnen und Mais abgießen und in einer Schüssel miteinander vermischen.
Pepperoni, Zwiebel und Tomaten zugeben und verrühren.
Dressing herstellen und über den Salat gießen.

MEXIKANISCHER FIESTAREIS

Portionen: 8 - VORBEREITUNG: 15 MINUTEN – ZUBEREITUNG: 25 MINUTEN   Einfach

Der leckere Mexikanische Reis ist vegan, wird aber jeden Fleischliebhaber begeistern.

Kochen

- 2 EL Öl
- 1 Zwiebel, fein gehackt
- 2 Paprikaschoten
- 4 Knoblauchzehen, gehackt
- 1 TL Kreuzkümmel
- 1 EL Tomatenmark
- Kleine Prise geräucherte Paprika
- 250g Basmatireis
- 450ml Gemüsebrühe
- Fein gehackter Koriander

71)   1)   Öl in einem Topf erhitzen und Zwiebel, Pfeffer, Knoblauch und Kreuzkümmel dazugeben. 8-10 Minuten lang brutzeln.

2)   Tomatenmark und geräucherte Paprika einrühren. 1 Minute kochen lassen und Reis unterrühren.

3)   Brühe übergießen, abdecken und zum Kochen bringen. Schnell umrühren, zudecken und auf niedrige Hitze stellen.

4)   10 weitere Minuten abgedeckt stehen lassen.

5)   Mit Koriander servieren.

72)

Pro Portion: Kalorien: 164; Fett: 3g; Kohlenhydrate: 29g; Ballaststoffe: 2g; Protein: 5g

VEGANE LASAGNE

Nährwerte: Kalorien: 2533,3 kcal, Eiweiß: 70,3 Gramm, Fett: 75 Gramm, Kohlenhydrate: 377,4 Gramm

Für eine Portion benötigst du:
1 Zwiebel
1 Möhre
1 Petersilienwurzel
1 EL Öl
1 EL Tomatenmark
400 Gramm Tomatenstücke
1 TL Oregano
1 EL Basilikum, gehackt
1 Prise Zucker
Salz und Pfeffer
300 ml vegane Sahne
400 Gramm Lasagne-Blätter ohne Ei

So bereitest du dieses Gericht zu:
Zwiebel, Möhre und Petersilienwurzel klein schneiden und im Öl anrösten. Tomatenmark mitrösten und mit den Tomatenstücken aufgießen. Mit Oregano, Basilikum, Zucker, Salz und Pfeffer würzen und bei kleiner Hitze für 10 Minuten köcheln.
Die Lasagne-Blätter abwechselnd mit der Sauce in eine Auflaufform schichten. Mit der veganen Sahne

übergießen und im Backrohr bei 180 °C für 40 Minuten backen.

SPAGHETTI AGLIO OLIO

Nährwerte:

Kalorien: 407,6 kcal
Eiweiß: 10,3 Gramm
Fett: 21,4 Gramm
Kohlenhydrate: 40,6 Gramm

Für eine Portion benötigst du:

100 Gramm Spaghetti ohne Ei
3 Knoblauchzehen
1 Schalotte
1 Chili rot
3 EL Olivenöl
Salz und Pfeffer
1 EL Petersilie grob gehackt
1 TL Liebstöckel gehackt

So bereitest du dieses Gericht zu:
Die Spaghetti in etwas Salzwasser al dente kochen. Knoblauch, Schalotte und Chili fein hacken und im Olivenöl goldbraun anrösten. Die Nudeln abtropfen lassen und hinzugeben. Gut durchrühren, salzen, pfeffern und mit Petersilie und Liebstöckel verfeinern.

ZITRONEN DONUTS

Für: 8 Personen
Schwierigkeitsgrad: normal
Dauer: 35 Minuten Gesamtzeit
Zutaten
2EL Margarine (vegan)
200g Mehl
120g Mandeln (gerieben)
0.5TL Backpulver
1Msp Natron
2Stk Zitronen
5EL Apfelmus
150g Apfeldicksaft
2EL Vanillezucker
100ml Öl
250ml Mandelmilch
80g Staubzucker
Zubereitung
Backofen auf 180 Grad vorheizen. Donutformen mit Margarine einfetten.

Mehl und Mandeln mit Natron und Backpulver in einer Schüssel zusammen vermengen.

Zitrone waschen und die Schale abreiben. Zitronensaft in ein Glas pressen.

Zweite Schüssel hernehmen und Apfelmus und Apfeldicksaft mit Vanillezucker vermengen und Öl darüber gießen. Dann Mandelmilch, sowie zwei Drittel des Zitronensafts und die Hälfte der Schale hinzugefügt.

Schüssel mit der Mehlmischung in die zweite Schüssel geben und alles miteinander vermengen bis ein gleichmäßiger Teig entsteht.

Teig in die Formen geben und für 25 Minuten im Ofen backen.

Währenddessen wird der Staubzucker mit den restlichen Zitronenschalen und dem restlichen Zitronensaft vermischt, bis eine zähflüssige Masse entsteht. Sobald die Muffins ausgekühlt sind, können diese mit dem Zuckerguss verziert werden.

KICHERERBSEN-CURRY

Für 2 Portionen
Zubereitungszeit: 25 Minuten
Schwierigkeitsgrad: leicht

Zutaten:
400 Gramm Kichererbsen aus der Dose
400 Gramm Dosentomaten
1 rote Paprikaschote
1 Zwiebel
1 ½ Esslöffel Olivenöl
2 Esslöffel Tomatenmark
2 Teelöffel Kreuzkümmel
1 Teelöffel Curry
Chilipulver
2 Esslöffel Sojajoghurt

Zubereitung:
1. Paprika in Stücke schneiden, Zwiebel würfeln.
2. Öl erhitzen, Zwiebel andünsten, Paprika dazugeben und anbraten. Kichererbsen und Tomaten dazugeben alles verrühren, kurz mitdünsten.
3. Mit Tomatenmark und Gewürzen ca. 15 Minuten köcheln, Gewürze unterrühren. Mit Sojajoghurt servieren.

POMMES MIT AVOCADOCREME

Ergibt 2 Portionen

Fertig in: 25min   **Schwierigkeit: leicht**

Pommes:	Avocadocreme:
500g Hokkaido-Kürbis	1 reife Avocado
3 EL Kokosöl	**1 EL Sojasahne**
1TL Paprikapulver	½ Zitrone
Salz und Pfeffer	Salz, Pfeffer, Chiliflocken

LOS GEHT´S

Pommes:

1. Backofen auf 220°C vorheizen.
2. Kürbis halbieren, entkernen, das Fruchtfleisch in kleine Fritten schneiden und in eine Schüssel geben. Öl und Gewürze hinzugeben und gut vermischen..
3. Kürbisstreifen in den Backofen legen und ca. 15 Minuten lang backen lassen.

Avocadocreme:

Avocado halbieren entkernen und Fruchtfleisch mit einem großen Löffel heraustrennen.

Avocado grob zerkleinern und mit einem Stabmixer zu einer cremigen Masse pürieren.

Zitrone halbieren und auspressen.

Zitronensaft und Sojasahne unter die Avocadomasse heben und mit Salz, Pfeffer und den Chiliflocken abschmecken.
Beides zusammen servieren und genießen!

MELONEN-SALAT

Besonders im Sommer, wenn die Temperaturen steigen, mag man tagsüber nicht unbedingt mehr warme Speisen zu sich nehmen – umso besser ist an solchen Tagen dieser erfrischende Melonen-Salat geeignet.

Schwierigkeitsgrad: leicht
Portionen: 2
Zubereitungsdauer: 20 Minuten

ZUTATEN
- 300 g Charentais-Melone (alternativ Cantaloup-, Galia- oder Honigmelone)
- 300 g Wassermelone
- 2 Esslöffel Sonnenblumenkerne
- 2 Stängel Minze
- 1 Prise Zimt
- ½ Zitrone

Zubereitung

Die Melonen zunächst schälen und im Falle der Charantais-Melone die Fasern sowie die beinhalteten Kerne mithilfe eines Löffels auskratzen. Die Melonen dann in Stücke schneiden.

Im Anschluss die Minzblätter unter fließendem lauwarmem Wasser abspülen, ein wenig trocknen, die Blätter vom Stiel entfernen und die Blätter selbst dann zerhacken.

Die Zitrone aufschneiden und eine der beiden Hälften mithilfe einer Zitronenpresse entsaften. Den Zitronensaft dann zusammen mit den gehackten Minzblättern und dem Zimt mit den Melonenstücken vermengen.

Nachfolgend die Sonnenblumenkerne in eine Pfanne geben und ohne die Zugabe von Fett anrösten bis sie eine goldbraune Färbung erhalten. Die Sonnenblumenkerne dann über dem Melonensalat verteilen und servieren.

SCHOKO-ERDNÜSSE

Zubereitungszeit: 20 Minuten
2 Portionen

Zutaten:
100 g ungesalzene Erdnüsse
3 EL Ahornsirup
3 EL Kakaopulver

Zubereitung:

Ofen auf 150 Grad Ober- und Unterhitze vorheizen.
Ahornsirup in eine Schüssel geben und das Kakaopulver einrühren. Nun die Erdnüsse hinzufügen und alles gut miteinander vermengen.
Ein Backblech mit einem Backpapier auslegen und die Erdnüsse gleichmäßig auf dem Blech verteilen.
Auf mittlerer Schiene für 10-15 Minuten backen.
Aus dem Ofen nehmen, vollständig auskühlen lassen und servieren.

LASAGNE

Kalorien: 1779,5 kcal | Eiweiß: 84,6 g | Fett: 40,3 g | Kohlenhydrate: 258,1 g

Zubereitungszeit: 70 Minuten

Zutaten für vier Portionen:

Für das Sugo

1 Zwiebel klein geschnitten | 2 Zehen Knoblauch gehackt | 80 Gramm Sellerie fein gewürfelt | 1 Karotte fein gewürfelt | 1 EL Olivenöl | 300 Gramm Tofu (mit der Hand zerbröselt) | 400 Gramm stückige Dosentomaten | 1/2 Bund Basilikum gehackt | Salz | Pfeffer

Für die Béchamelsauce

10 Gramm vegane Margarine | 10 Gramm Mehl | 500 ml Hafermilch | 1 Lorbeerblatt | Salz | Pfeffer | Muskatnuss | 300 Gramm Lasagneplatten | 200 Gramm veganer Streukäse

Zubereitung:

Für das Sugo das Gemüse im Olivenöl anbraten und

den zerbröselten Tofu hinzugeben. Mit den Tomaten aufgießen und mit Basilikum, Salz und Pfeffer würzen. Für 10 Minuten köcheln lassen. Mit den Lasagneblättern abwechselnd in eine Auflaufform mit den Maßen 24 cm x 24 cm schichten. Alle Zutaten für die Béchamelsauce gut verrühren und einmal aufkochen lassen. Über die Lasagne gießen und mit dem veganen Streukäse bestreuen. Im Ofen bei 200° Celsius und Umluft für 45 Minuten backen.

SCHOKOKUCHEN

Ein Schokokuchen schmeckt den meisten Leuten und kann auch schon mal ein Seelentröster sein. Da bildet die vegane Version keine Ausnahme.

200 gr Mehl
35 gr Backkakao
180 gr Zucker
1 TL Vanilleextrakt
1/2 Päckchen Backpulver
240 ml Wasser
100 ml Sonnenblumenöl
Den Backofen auf 180 Grad vorheizen.

Eine runde Springform mit etwas Öl einfetten.
Mehl, Kakao, Zucker, Vanillearoma und Backpulver in einer Schüssel kurz vermengen. Anschließend Wasser und Öl dazugeben und gut unterrühren, bis ein glatter Teig entsteht.

Den Teig in die Form füllen und den Kuchen 35 bis 40 Minuten backen. Er ist fertig, wenn bei der Stäbchenprobe kein Teig am Holzstäbchen hängen bleibt.

GRÜNKOHL SALAT

Zubereitungszeit: **5 Minuten**
Portionen: **2**

Zutaten:
60 g Avocado
100 g Grümkohl
½ TL Kürbiskernöl
½ TL Zitronensaft
40 ml Birnensaft
½ Birne
5 EL Granatapfelkerne
1 Dose Kidenybohnen
Salz und Pfeffer
1 EL Kürbiskerne

Zubereitung:
1. Grünkohl waschen und klein schneiden. In eine Schüssel geben, salzen und für 1 Stunde ziehen lassen.
2. Birne waschen und klein schneiden. Granatapfel halbieren und die Kerne entnehmen.
3. Avocado halbieren und das Fruchtfleisch zerdrücken. Dann in einer Schüssel mit Zitronensaft, Birnensaft und Kürbiskernöl vermischen. Das Dressing nun in einen Mixer geben, mit Salz und Pfeffer würzen und pürieren.

4. Granatapfelkerne und Birne zu dem Grünkohl geben. Kidenybohnen abtropfen lassen und benfalls zum Grünkohl geben.
5. Salat mit dem Dressing vermischen und servieren.

SUPPE MIT VIOLETTA-KARTOFFELN UND LIMETTE

Nährwerte: Kalorien: 120,1 kcal, Eiweiß: 2,7 Gramm, Fett: 5,3 Gramm, Kohlenhydrate: 14,6 Gramm

Für eine Portion benötigst du:
80 Gramm Violetta-Kartoffeln
1/4 rote Zwiebel
10 Gramm Rotkohl, geraspelt
1 TL Pflanzenöl
Saft einer Zitrone
200 ml Gemüsebrühe
1/2 TL Majoran
1 Prise Kümmel, gemahlen
Salz und Pfeffer
etwas Zitronenabrieb

So bereitest du dieses Gericht zu:
Die Kartoffeln und die Zwiebel würfeln und zusammen mit dem Rotkohl im Pflanzenöl gut anrösten. Mit dem Zitronensaft ablöschen und mit der Brühe aufgießen. Mit Majoran, Kümmel, Salz und Pfeffer abschmecken und alles für etwa 10 Minuten köcheln lassen. Anrichten und mit dem Zitronenabrieb bestreuen.

LINSEN-EINTOPF

Nährwerte:

Kalorien: 373,9 kcal
Eiweiß: 19,3 Gramm
Fett: 6,5 Gramm
Kohlenhydrate: 51,6 Gramm

Für eine Portion benötigst du:

1/2 Zwiebel
1 Knoblauchzehe
1 TL Öl
1 TL Tomatenmark
30 ml Rotwein
150 ml Gemüsebrühe
60 Gramm Linsen küchenfertig
1 Stange Staudensellerie
50 Gramm Kürbis
1 Prise Kümmel gemahlen
1/2 TL Kräuter der Provence
Salz und Pfeffer
1 kleine mehlige Kartoffel fein gerieben

So bereitest du dieses Gericht zu:
Zwiebel und Knoblauch fein hacken und im Öl anbraten. Das Tomatenmark mitrösten und mit dem Rotwein ablöschen. Mit der Brühe aufgießen und die Linsen hinzugeben. Staudensellerie und Kürbis klein

schneiden und ebenfalls mitkochen. Mit Kümmel, Kräutern, Salz und Pfeffer abschmecken. Zuletzt die geriebene Kartoffel einrühren und alles für etwa 20 Minuten bei mittlerer Hitze köcheln lassen.

VEGANE ZUCCHINIMARMELADE

Für: 4 Personen
Schwierigkeitsgrad: einfach
Dauer: 30 Minuten Gesamtzeit
Zutaten
500g Apfel säuerlich
1TL Gerliermittel
50ml Wasser
500g Zucchini
300g Zucker
Zubereitung
Zucchini nach dem Waschen vom Fruchtfleisch entfernen und raspeln.
Äpfel schälen und in Würfel schneiden. Dann Äpfel und Zucchini mit dem Wasser in einen Topf geben und mit Deckel für 10 Minuten leicht köcheln lassen. Danach Zucker dazu geben und weitere 10 Minuten kochen lassen.
Geliermittel nach Packungsanleitung hinzufügen und dann die Marmelade vom Herb nehmen und in saubere Gläser füllen.

BRUSCHETTA

Für 4 Portionen
Zubereitungszeit: 10 Minuten
Schwierigkeitsgrad: leicht

Zutaten:
500 Gramm Tomaten
50 Milliliter Olivenöl
1 Knoblauchzehe
Salz, Pfeffer
Etwas frisches Basilikum
Ciabatta-Brot

Zubereitung:
1. Tomaten mitbrühen, ziehen lassen, abgießen, Schale und Kerne entfernen. Tomaten würfeln.
2. Knoblauchzehen pressen, mit Olivenöl, Salz und Pfeffer mischen.
3. Basilikum hacken und dazugeben. Tomaten unterheben. Ciabatta-Brot in Scheiben schneiden und in Olivenöl anbraten. Tomaten darauf verteilen.

FROZEN JOGHURT

Ergibt 4 Portionen

Fertig in: 7min   **Schwierigkeit: leicht**

500g Sojajoghurt   **1EL Zitronensaft**
300g TK-Waldfrüchte   **1Msp. Stevia**

LOS GEHT´S

Alle Zutaten in einen Mixer geben und mixen.
1. Frozen Joghurt in Schälchen füllen, servieren und genießen.

CURRIED VEGETABLES

In der jamaikanischen Küche wird besonders abwechslungsreich gekocht – so besticht dieses Gericht nicht lediglich durch leckeres Gemüse sondern auch durch frittierte Bananen und Bohnenreis.

Schwierigkeitsgrad: mittel
Portionen: 2
Zubereitungsdauer: 60 Minuten

ZUTATEN
- ☐ 100 g Basmatireis
- ☐ 250 g Süßkartoffeln
- ☐ 400 ml Kokosmilch
- ☐ ½ Teelöffel Chilipulver
- ☐ ½ Teelöffel Gewürzmischung (Garam Masala)
- ☐ 2 Esslöffel Currypaste
- ☐ ½ Dose Kidneybohnen
- ☐ ½ Bund Frühlingszwiebeln
- ☐ ½ Bund Koriandergrün
- ☐ ½ Stück Ingwer
- ☐ 1 Banane
- ☐ 1 Limette
- ☐ 1 Mango
- ☐ 1 Möhre
- ☐ 2 Tomaten
- ☐ **Kokosfett**
- ☐ **Mehl**

- ☐ brauner Zucker
- ☐ Speisestärke
- ☐ Salz, Pfeffer, Zimt
- ☐ **Wasser**

Zubereitung

Damit beginnen, den Reis zusammen mit dem Kokosfett in einen Topf zu geben und den Reis darin anzuschwitzen. Die Knoblauchzehe schälen und mit dem Messerrücken zerdrücken. Die Kidneybohnen in ein Sieb abgießen, mit fließendem lauwarmem Wasser abspülen und abtropfen lassen.

Die Hälfte der Kokosmilch zusammen mit den abgetropften Kidneybohnen, der zerdrückten Knoblauchzehe und etwas Thymian mit in den Topf geben und mit Salz und Pfeffer würzen.

Den Topfinhalt mit Wasser bedecken und aufkochen. Sobald das Wasser kocht die Temperatur minimieren und das Ganze für rund 15 Minuten dämpfen lassen bis der Reis gar ist.

Derweil das Chili herstellen. Dafür zuerst die Bananen schälen, der Länge nach aufschneiden und in einer Marinade aus Limettensaft und braunem Zucker für 10 Minuten ziehen lassen.

Anschließend die marinierten Bananen in Chilipulver wenden, gleiches dann noch einmal in Mehl wiederholen.

Reichlich Kokosfett in eine Pfanne geben, erhitzen und darin dann die ummantelten Bananen anbraten bis sie eine goldbraune Färbung annehmen. Die Bananen dabei mit einer kleinen Menge Zimt berieseln.

Dann die Curried Vegetables zubereiten – zunächst die Süßkartoffeln mithilfe eines Sparschälers schälen und dann in feine Stifte mit ungefähr der Länge einer Pommes schneiden. Die Mango ebenso schälen, jedoch in Streifen schneiden – gleiches mit der Möhre wiederholen. Den übrigen Knoblauch und die Frühlingszwiebeln kleinschneiden, die Tomaten unter lauwarmen fließendem Wasser abspülen und achteln.

Die Süßkartoffeln dann in eine Pfanne geben und zusammen mit ½ Teelöffel Chilipulver sowie der Currypaste einen Augenblick lang anbraten – das Pulver sollte dabei jedoch keinesfalls verbrennen, da es sonst ein bitteres Aroma entwickelt. Limettensaft und braunen Zucker ergänzen und den Pfanneninhalt mit ein wenig Salz würzen.

Die Mangostreifen, die Möhrenstreifen, den gehackten Ingwer und einen weißen Anteil der Frühlingszwiebeln mit der anderen Hälfte der Kokosmilch mit in die Pfanne geben. Alles zusammen auf mittlerer Hitze für rund 20 bis 25 Minuten kochen lassen. Nach circa 15 Minuten den grünen Teil der Frühlingszwiebeln mit in die Pfanne geben und den Pfanneninhalt mit Garam Masala würzen. Sobald das Gemüse gar ist, die Tomaten darauf geben und das gehackte Koriandergrün darüber verteilen.

Auf einem Teller dann die gebratenen Bananen mit den Curried Vegetables und dem Reis anrichten und servieren.

GLUTENFREIES BROT

Zubereitungszeit: 45 Minuten
12 Portionen

Zutaten:
500 g Reismehl
150 g Tapiokamehl
100 g Kartoffelstärke
230 ml Wasser
40 g frische Hefe
3 EL geschrotete Leinsamen
2 TL brauner Rohrzucker
1 TL Apfelessig
1 TL Olivenöl
1 EL Sesam
Salz

Zubereitung:

Ofen auf 190 Grad Ober- und Unterhitze vorheizen.
200 ml Wasser in eine Schüssel geben und mit dem Apfelessig verrühren. Zucker darin auflösen und

danach die Hefe mit den Fingern zerbröseln und ebenfalls darin auflösen. Eventuell warmes Wasser verwenden, dann löst sich die Hefe besser darin auf.

In der Zwischenzeit die geschroteten Leinsamen mit dem restlichen 30 ml Wasser in ein Schälchen füllen und quellen lassen.

Die beiden Mehle mit der Kartoffelstärke sowie einer Prise Salz in einer separaten Schüssel miteinander vermengen. Danach gemeinsam mit den aufgequollenen Leinsamen zur aufgelösten Hefe hinzufügen und die Zutaten zu einer glatten Teigmasse kneten.

Eine Kastenform mit Olivenöl einfetten und den Teig in die Form füllen. Zum Schluss mit den Sesamsamen bestreuen.

Auf mittlerer Schiene für 30-35 Minuten backen.

Aus dem Ofen holen, vollständig auskühlen lassen und servieren.

PLANTAIN STEW

Kalorien: 456,9 kcal | Eiweiß: 18,7 g | Fett: 6,2 g | Kohlenhydrate: 78,7 g

Zubereitungszeit: 75 Minuten

Zutaten für zwei Portionen:

1/2 Zwiebel | 1 Zehe Knoblauch | 1 TL Kokosöl | 1 Kochbanane | 100 Gramm Tomaten | 120 Gramm eingeweichte Kichererbsen | 100 Gramm schwarze Bohnen | 4 Okraschoten | 1 TL Harissa | 1 Chili | 1/2 TL Zucker | 1/2 TL Oregano | eine Messerspitze Bockshornklee | 1 TL Liebstöckel gehackt | 1 Tasse Wasser | Salz | Pfeffer

Zubereitung:

Das Gemüse klein schneiden und zusammen mit den restlichen Zutaten in einen Topf geben. Bei kleiner Hitze für eine Stunde köcheln lassen. Mit Salz und Pfeffer abschmecken. Bei Bedarf zwischendurch etwas mehr Wasser oder auch Brühe nachgießen.

VEGANE BROWNIES

1 Auflaufform
200 gr Zucker
180 gr Mehl
80 gr vegane Zartbitter-Schokolade
50 gr Kakaopulver
100 ml Apfelsaft
100 ml Haferdrink
100 ml Agavendicksaft
100 ml Rapsöl
1 Packung Vanillezucker
1 TL Backpulver
1/2 TL Zimtpulver

Heizen Sie zuerst den Backofen auf 180° Grad vor. Danach legen Sie eine Auflaufform mit Backpapier aus. Hacken Sie die Schokolade mit einem Messer klein und vermengen Sie dann Zucker, Mehl, Kakao. Vanillezucker, Backpulver und Zimt ein einer großen Schüssel.

Verquirlen Sie den Haferdrink mit dem Apfelsaft, dem Öl und dem Agavendicksaft und gießen Sie alles zur Mehlmischung. Vermengen Sie beides gut mit dem Mixer, am besten auf höchster Stufe. Danach heben Sie die Schokolade unter.

Füllen Sie den Teig in die Form und streichen Sie ihn glatt. Backen Sie ihn im Backrohr für etwa 40 Minuten auf den voreingestellten 180° Grad.

Danach nehmen Sie die Form aus dem Backrohr und lassen sie abkühlen.

Schneiden Sie nun kleine Rechtecke und servieren Sie die Brownies am besten mit Schlagobers.

QUINOA SALAT MIT GETROCKNETEN TOMATEN

Zubereitungszeit: **10 Minuten**
Portionen: **4**

Zutaten:
2 EL Olivenöl
1 rote Zwiebel
100 g getrocknete Tomaten
Salz und Pfeffer
1 TL Paprikapulver
1 EL Tomatenmark
180 g Quinoa
550 ml Wasser

Zubereitung:
Zwiebel schälen und würfeln. Getrocknete Tomaten würfeln.

Zwiebeln in etwas Olivenöl anbraten, dann Paprikapulver und Tomatenmark zugeben und verrühren. Wasser Quinoa und Tomaten zugeben und aufkochen lassen. Hitze runterstellen und für 15 Minuten köcheln lassen.

Den Salat dann abkühlen lassen und servieren.

BELUGA LINSEN SÜßKARTOFFEL SALAT

Portionen: **4** – VORBEREITUNG: **20 MINUTEN** – ZUBEREITUNG: **40 MINUTEN**

Blattsalat ist Ihnen zu langweilig und sättigt nicht lang genug? Dann hätten wir hier die perfekte Alternative, wenn Sie einen leckeren und eiweißreichen Salat suchen.

220°C Backen

- 1 Pfirsich

2 EL Beluga Linsen
1 kleine Süßkartoffel
1 Handvoll Spinatblätter
1/2 Möhre, gehackt
1/2 EL Olivenöl
1 Prise Thymian, Salz, Pfeffer, Senf und Kardamom,
1 Handvoll Walnüsse, gehackt
1/2 Avocado
1/2 Zitrone, gepresst
1 EL Kokoscreme
95)   96)

1) Die Süßkartoffeln in kleine Würfel schneiden.
2) In einer großen Schüssel Olivenöl, Thymian, Salz, Pfeffer, Senf und Kardamom mischen.
3) Die Kartoffelwürfel in die Schüssel geben und weiter durchmischen.
4) Im Ofen bei 220°C 20 Minuten backen oder bis sie knusprig sind.

5) Beluga Linsen waschen, mit Wasser aufgießen und 20 Minuten kochen lassen.
6) Das Gemüse in die Schüssel geben, die Süßkartoffeln, Karottenscheiben, Beluga-Linsen, Walnüsse und Pfirsich hinzufügen.
7) Avocado, Kokoscreme, Zitronensaft und das Salz in Ihren Mixer geben und bei hoher Geschwindigkeit pürieren, bis alles glatt ist.
8) Die Mischung über den Salat gießen.
Pro Portion: Kalorien: 127; Fett: 3g; Kohlenhydrate: 5g; Ballaststoffe: 2g; Protein: 4g

SALAT MIT STAUDENSELLERIE

Nährwerte: Kalorien: 161,4 kcal, Eiweiß: 5,3 Gramm, Fett: 10,4 Gramm, Kohlenhydrate: 10,5 Gramm

Für eine Portion benötigst du:
2 Stangen Staudensellerie
2 Radieschen
1/2 rote Paprika
2 Blatt Chicorée
20 Gramm Honigmelone
1 EL Apfelessig
1 EL Distelöl
1 Prise Zucker
Salz und Pfeffer
1 EL gehackter Kerbel
1 EL Sonnenblumenkerne, geröstet

So bereitest du dieses Gericht zu:
Das Gemüse und die Melone in gleichgroße Stücke schneiden und mit Apfelessig, Distelöl, Zucker, Salz und Pfeffer marinieren. Anrichten und mit gehacktem Kerbel und Sonnenblumenkernen bestreuen.

GEGRILLTE AVOCADO MIT KÖSTLICHEM CHUTNEY

Nährwerte:

Kalorien: 396,9 kcal
Eiweiß: 6,1 Gramm
Fett: 28,1 Gramm
Kohlenhydrate: 26,9 Gramm

Für eine Portion benötigst du:

1 Avocado
Salz und Pfeffer
1 Spritzer Zitronensaft
Für das Chutney:

1/2 rote Zwiebel
1 Knoblauchzehe
1 TL Öl
2 Aprikosen
1 Chili
2 getrocknete Tomaten
etwas Ingwer
30 ml Gemüsebrühe
1 EL Koriander gehackt
Sojasauce

So bereitest du dieses Gericht zu:

Die Avocado in Scheiben schneiden, salzen, pfeffern und mit Zitronensaft beträufeln. In einer beschichteten Pfanne auf beiden Seiten für je 2 Minuten braten. In der Zwischenzeit die Zutaten für das Chutney klein schneiden und alles zusammen aufkochen. Für 5 Minuten unter ständigem Rühren weiter kochen, vom Herd nehmen und zusammen mit der Avocado servieren.

KARTOFFELPÜREE

Für: 4 Personen
Schwierigkeitsgrad: normal
Dauer: 35 Minuten Gesamtzeit
Zutaten
2Wf Gemüsebrühe
1Pk Soja Cuisine
1Prise Salz
1Prise Pfeffer
1TL Muskatnuss (gerieben)
1kg Kartoffeln (weichkochend)
Zubereitung
Kartoffeln werden geschält und die braunen Stellen weggeschnitten.

Anschließend werden sie in Scheiben geschnitten (ungefähr 5mm).

Ein großer Topf wird zur Hälfe mit Wasser befüllt und erhitzt. Anschließend kommen die Kartoffelscheiben und die Suppenwürfel hinzu und alles wird 30 Minuten mit mittlerer Hitze gekocht.

Testen Sie mit der Gabel, ob die Kartoffeln schon weich sind. Sollte alles gar sein, werden die Kartoffeln mit der Soja Cuisine und etwas Sud aus dem Kochtopf in einer Schüssel zerstampft.

Zuletzt wird alles mit Salz, Pfeffer und Muskatnuss abgeschmeckt und serviert.

MOCHI AUS DER PFANNE

Für 5 Portionen
Zubereitungszeit: 20 Minuten
Schwierigkeitsgrad: leicht

Zutaten:
1 Packung Mochi (Klebreis-Kuchen), in Rechtecke geschnitten
2 Teelöffel Olivenöl
5 Esslöffel Reissirup
Sojasauce

Zubereitung:
1. Öl erhitzen und die Mochi-Stücke darin braten. Nach 4 Minuten umdrehen, mit Sojasauce beträufeln und weitere 4 Minuten braten.
2. Auf jedes Stück etwas Reissirup geben.

APFEL-KAROTTEN-SMOOTHIE

Ergibt 2 Portionen

Fertig in: 15min   **Schwierigkeit: leicht**

200g Karotten
2 Äpfel
250ml Orangensaft
100ml Apfelsaft

LOS GEHT´S

1. Karotten und Äpfel schälen und in Stücke schneiden.
2. Alle Zutaten zusammenmischen und pürieren.
3. Servieren und genießen.

NUDELN MIT RUCOLA UND TOMATEN

Gerade in der Sommerzeit sind leichte Gerichte die erste Wahl – dieses Gericht besticht dabei nicht nur durch den besonderen Geschmack, sondern ist auch innerhalb kürzester Zeit zubereitet.

Schwierigkeitsgrad: mittel
Portionen: 2
Zubereitungsdauer: 20 Minuten

ZUTATEN
- ☐ 250 g schmale Bandnudeln
- ☐ 1 Esslöffel Aceto balsamico
- ☐ 2 Esslöffel Olivenöl
- ☐ 1 Bund Rucola
- ☐ 1 Knoblauchzehe
- ☐ 3 Tomaten
- ☐ **Salz**
- ☐ **Pfeffer**

Zubereitung
Als erstes die Nudeln in kochendes Salzwasser geben und nach den Verpackungsangaben zubereiten.
Derweil die Tomaten unter fließendem lauwarmen Wasser abwaschen, ein wenig abtrocknen und den Strunk herausschneiden. Die Tomate dann in zwei

Hälften schneiden, die Kerne entfernen und das übrig bleibende Fruchtfleisch in kleine Würfel schneiden.

Den Knoblauch zunächst einmal schälen und dann in feine Scheiben schneiden. Anschließend den Rucola unter fließendem Wasser abwaschen und in grobe Streifen zerreißen.

Das Salzwasser der Nudeln abgießen sobald diese bissfest gegart sind und gut abtropfen lassen. In einer Pfanne dann das Öl auf Temperatur bringen und sowohl die Tomatenwürfel als auch die Knoblauchscheiben darin anbraten, dabei mit Salz und Pfeffer würzen. Abschließend die Nudeln mit dem übrigen Pfanneninhalt sowie dem Rucola vermengen, mit dem Aceto balsamico abschmecken und auf dem Gericht ordentlich Pfeffer verstreuen.

KIWI-MELONEN-SMOOTHIE

Zubereitungszeit: 10 Minuten
2 Portionen

Zutaten:
1 kleine Kiwi
200 g Honigmelone
1 TL Zitronensaft
1 TL brauner Rohrzucker
200 ml Hafermilch

Zubereitung:

Kiwi schälen und in grobe Stücke schneiden. Honigmelone waschen, vierteln, Kerne entfernen und das Fruchtfleisch ebenfalls in grobe Stücke schneiden. Kiwi und Melone in einen Standmixer geben und pürieren.
Zitronensaft, Zucker und Hafermilch hinzufügen und erneut gut durchmixen.
In zwei Gläser füllen und servieren.

TACOS MIT SPINAT

Zubereitungszeit: 15 Minuten

Zutaten für eine Portion:

1/2 rote Zwiebel | 1 Zehe Knoblauch | 1/2 TL gelbes Currypulver | 1 TL Sesamöl | 50 Gramm Blattspinat | 2 EL Sojajoghurt | 2 EL geröstet Pinienkerne | Salz | Pfeffer | Muskatnuss | 1 EL Koriander gehackt | 3 kleine Weizentacos

Zubereitung:

Zwiebel und Knoblauch mit dem Curry im Sesamöl gut anschwitzen und den grob gehackten Blattspinat hinzugeben. Für einige Minuten braten und mit Sojajoghurt, Pinienkernen, Salz, Pfeffer, Muskat und Koriander verfeinern. Die kleinen Weizentacos damit füllen, zusammenklappen und in einer beschichteten Pfanne kurz von beiden Seiten knusprig braten.

SCHOKO SHAKE MIT CHIASAMEN

Zubereitungszeit: **5 Minuten**
Portionen: **1**

Zutaten:
2 TL Reissirup
250 ml Wasser
1 EL Kakaopulver
Etwas Vanille
2 El Chiasamen
50 g Cashews

Zubereitung:
Alle Zutaten in den Mixer geben und pürieren.

PORTULAK SUPPE

Portionen: 8 – VORBEREITUNG: 15 MINUTEN – ZUBEREITUNG: 10 MINUTEN   Vitaminreich

Lassen Sie die Suppenreste nicht allzu lange auf dem Herd verweilen, da Sie sonst sauer werden könnten. Kochen

- 6 Tassen Wasser

150 g Portulak
2 EL Vollkornmehl
3 Knoblauchzehen
1 Zwiebel
1 TL Salz
½ Tasse Bulgur
Saft von ½ Zitrone
2 Zweige Dill

- 1 Frühlingszwiebeln, feingehackt   112)

1) Die feingehackten Zwiebeln zusammen mit Knoblauch und einer Prise Salz in einer Pfanne mit etwas Wasser braten.

2) Vollkornmehl mit Zitronensaft vermengen und dazugeben. Mit Wasser aufgießen.

3) Den Bulgur dazugeben und 10 Minuten kochen lassen.

4) Zum Schluss den Portulak hinzufügen und zum Kochen bringen. Mit fein gehacktem Dill und Frühlingszwiebeln, servieren.

113)
Pro Portion: Kalorien: 120; Fett: 3g; Kohlenhydrate: 6g; Ballaststoffe: 2g; Protein: 3g

KOKOS PANNA COTTA

Nährwerte: Kalorien: 450,5 kcal, Eiweiß: 8,1 Gramm, Fett: 38,2 Gramm, Kohlenhydrate: 15,1 Gramm

Für eine Portion benötigst du:
150 ml Kokosmilch
1 EL Zucker
1 EL Kokosraspeln
1 Messerspitze Vanillemark
1/2 TL Agar Agar

So bereitest du dieses Gericht zu:
Alle Zutaten in einen Topf geben und unter Rühren für 2 Minuten kochen lassen. In eine Schale füllen und für 4 Stunden im Kühlschrank fest werden lassen.

TOFU-RISOTTO

Nährwerte:

Kalorien: 447,8 kcal
Eiweiß: 14,1 Gramm
Fett: 10,5 Gramm
Kohlenhydrate: 67,8 Gramm

Für eine Portion benötigst du:

1/2 Zwiebel
1 TL Olivenöl
80 Gramm Risotto Reis
50 ml Rotwein
100 ml Gemüsebrühe
2 Tomaten
80 Gramm Tofu gewürfelt
1/2 TL Thymian
Salz und Pfeffer
etwas Basilikum
2 EL vegane Sahne

So bereitest du dieses Gericht zu:
Die Zwiebel würfeln und im Olivenöl glasig anschwitzen. Den Reis hinzugeben und ebenfalls glasig anbraten. Mit Rotwein und Brühe aufgießen. Tomaten würfeln und mit dem Tofu untermengen. Mit Thymian, Salz und Pfeffer würzen und bei kleiner Hitze für 25

Minuten köcheln. Zuletzt Basilikum und Sahne einrühren, kurz durchziehen lassen und anrichten.

RÄUCHERTOFU MIT AUBERGINEN

Für: 4 Personen
Schwierigkeitsgrad: normal
Dauer: 35 Minuten Gesamtzeit

Zutaten

10 Tomaten getrocknet, in Öl eingelegt (etwa 80 g)
250g Räuchertofu
30g Ajvar Paprikamus aus dem Glas
1 Aubergine (etwa 500 g)
3 EL Öl
Salz
Pfeffer schwarz

Zubereitung

Tomaten abtropfen lassen. Tofu in 10 Stücke schneiden und mit Ajvar bestreichen. Aubergine waschen, trocken reiben und längs in 10 Scheiben schneiden (circa 3 mm dick).

Auberginenscheiben von beiden Seiten mit Öl bepinseln, salzen und pfeffern und auf dem heißen Grill 6-10 Minuten braten.

Scheiben vom Grill nehmen und mit je einem Tofustück und einer getrockneten Tomate belegen.

Aufrollen und mit Metallspießchen zusammenstecken. Nochmals unter Wenden etwa 5 Minuten grillen.

WASSERMELONEN-SLUSH

Für 1 Portion
Zubereitungszeit: 5 Minuten
Schwierigkeitsgrad: leicht
Zutaten:
450 Gramm Wassermelonenwürfel, gefroren
5 Erdbeeren
Saft einer Limette
Zubereitung:
1. Alle Zutaten im Mixer pürieren.

THAI-CURRY IN KOKOSNUSSSAUCE

Ein sommerliches Curry mit frischen Auberginen, grünen Bohnen und Mini-Maiskolben abgerundet von Tofu – einfach nur lecker. Eine optimale Beilage zu diesem Gericht ist beispielsweise Reis.

Schwierigkeitsgrad: mittel
Portionen: 2
Zubereitungsdauer: 30 Minuten
Ruhezeit: 60 Minuten

ZUTATEN
- ☐ 150 g grüne Bohnen
- ☐ 300 g Tofu
- ☐ 150 ml Gemüsebrühe
- ☐ 200 ml Kokosmilch
- ☐ 1 Teelöffel gelbe Currypaste
- ☐ 2 Teelöffel Saucenbinder, hell
- ☐ 2 Esslöffel rote Chilisauce
- ☐ 2 Esslöffel Tomatenmark
- ☐ 4 Esslöffel Öl
- ☐ 8 Esslöffel Sojasauce
- ☐ 1 Glas Mini-Maiskolben
- ☐ 2 Stiele Thai-Basilikum
- ☐ 2 Knoblauchzehen
- ☐ 2 Mini-Auberginen

Zubereitung

Zu Beginn den Tofu mit einem Küchentuch ein wenig trocken tupfen und ihn im Anschluss fein würfeln. Die Tofuwürfel zusammen mit der Sojasauce in eine Schüssel geben und sie dort für etwa 1 Stunde unter gelegentlichem Wenden ziehen lassen.

Derweil die Bohnen unter fließendem lauwarmem Wasser abspülen und sie dann in kochendem Salzwasser auf mittlerer Hitze für circa 10 Minuten kochen lassen.

In der Zwischenzeit den Knoblauch zunächst schälen und ihn dann in kleine Würfel schneiden. Die Chili hingegen zunächst abspülen, dann der Länge nach aufschneiden und entfernen. Dann die Chilischote grob hacken. Die Aubergine ebenso abwaschen, jedoch würfeln, auf einem Küchenpapier ausbreiten und mit Salz würzen. Die Maiskolben in ein Sieb abgießen und abtropfen lassen, dann die Kolben der Länge nach in zwei Hälften schneiden.

Das Öl in eine Pfanne geben und erhitzen. Sobald es auf Temperatur ist, den Tofu hineingeben und unter mehrmaligem Wenden für rund 2 Minuten anbraten. Danach die Bohnen, den gehackten Chili, den gewürfelten Knoblauch sowie den Mais mit in die Pfanne geben und für weitere 2 Minuten braten lassen. Anschließend das Tomatenmark beimengen und für einen Augenblick in der Pfanne belassen bevor der Pfanneninhalt mit der Brühe und der Kokosmilch abgelöscht wird. Nachfolgend die Currypaste mit in die

Pfanne geben und alles mit dem Currypulver, dem Salz, dem Pfeffer und dem Zucker würzen und noch einmal 5 Minuten lang köcheln lassen.

Unterdessen das Thai-Basilikum unter lauwarmen Wasser abspülen und ein wenig trocknen. Die Blätter dann vom Stiel trennen und in feine Streifen schneiden. Im Anschluss den Saucenbinder in das Curry einrühren und den Pfanneninhalt noch einmal aufkochen lassen.

Das Curry dann in einer Schüssel anrichten und mit den Basilikumblättern garniert servieren.

BLONDIE

Kalorien: 1963,2 kcal | Eiweiß: 79,4 g | Fett: 112,5 g | Kohlenhydrate: 144,3 g

Zubereitungszeit: 55 Minuten

Zutaten für etwa 12 Stück:

1/2 Banane | 50 Gramm Kichererbsen gekocht | 3 EL Erdnussbutter | 130 ml Hafermilch | 150 Gramm Mandelmehl | 1 TL Weinstein Backpulver | 4 EL Zucker | Mark einer Vanilleschote | 50 Gramm pflanzliche Margarine | 100 Gramm vegane weiße Schokolade geschmolzen | weiche Erdnussbutter zum Bestreichen | vegane Margarine zum Ausfetten

Zubereitung:

Die Banane und die Kichererbsen mit der Erdnussbutter und der Hafermilch pürieren. Mandelmehl, Backpulver, Zucker, Vanille und Margarine einarbeiten. Die flüssige Schokolade einrühren und die Masse in eine ausgefettete Form mit den Maßen 20 cm x 20 cm füllen. Mit der weichen Erdnussbutter bestreichen und das Backrohr auf 170° Celsius aufheizen. Den Blondie bei Ober- und

Unterhitze für 34 Minuten backen.

SCHOKO-PROTEIN EIS

Zubereitungszeit: **10 Minuten**
Portionen: **8 Stück**

Zutaten:
2 Beutel Chai-Tee
1 EL veganes Schokoladen Proteinpulver
250 g Sojajoghurt
4 EL Ahornsirup
400 ml Kokosmilch
2 EL weiße Chiasamen
15 g Kakaopulver
Längliche Eisförmchen

Zubereitung:
Kokosmilch, Ahornsirup und Kakaopulver in einem Topf erhitzen. Teebeutel hineinhängen und mit geschlossenem Deckel für 30 Minuten ziehen lassen. Dabei den Topf vom Herd nehmen.
Teebeutel entnehmen und 2 EL Chiasamen und Joghurt unterrühren.
Die Masse in die Förmchen füllen und Holzstiele hineinstecken. Für drei Stunden im Gefrierfach lassen.

KARTOFFEL SUPPE

Portionen: 5 – VORBEREITUNG: 15 MINUTEN – ZUBEREITUNG: 20 MINUTEN

Falls Sie mit anderen Zutaten arbeiten sollten, achten Sie darauf nicht alle Zutaten gleichzeitig in den Topf zu geben, sondern ihren Garzeiten entsprechend nach und nach.

Kochen
3 mittelgroße Kartoffeln
1 mittelgroße Zwiebel
3 Tassen Wasser
2 Teelöffel Salz
1/2 TL Pfeffer
½ TL geriebene Muskatnuss (falls vorhanden)

1)   Kartoffeln und Zwiebeln schälen und in Würfelform schneiden. Anschließend in einen Topf geben, mit dem Wasser aufgießen und ca. 15 Minuten kochen.
2)   Wenn die Kartoffeln weich sind, vom Herd nehmen und durch Mixer geben.
3)   Mit Wasser aufgießen und dabei die Konsistenz einstellen und erneut aufkochen.

Pro Portion: Kalorien: 211; Fett: 4,5g; Kohlenhydrate: 34g; Ballaststoffe: 3g; Protein: 2,7g

GEMÜSESTRUDEL

Nährwerte:

Kalorien: 451 kcal
Eiweiß: 6,6 Gramm
Fett: 12,1 Gramm
Kohlenhydrate: 75,9 Gramm

Für eine Portion benötigst du:

80 Gramm veganer Strudelteig
1 gekochte Kartoffel
30 Gramm Tofu
1/4 Zucchini
1/4 rote Paprika
30 Gramm verganer Mozzarella
1 EL Liebstöckel gehackt
Salz und Pfeffer
1 Prise Muskat gemahlen

So bereitest du dieses Gericht zu:
Das Gemüse klein schneiden und den Mozzarella zerteilen. Alles mit Liebstöckel, Salz, Pfeffer und Muskat vermengen und den Strudelteig damit befüllen. Einrollen, verschließen und im Ofen für 25 Minuten bei 175° Celsius backen.

KICHERERBSEN PIZZA

Für: 4 Personen
Schwierigkeitsgrad: normal
Dauer: 55 Minuten Gesamtzeit
Zutaten
230 g Sonnenblumenkerne gemahlen
180 g Kichererbsen gekocht oder gekeimt
60 ml Kokosöl
1 TL Kreuzkümmel
1 TL Currypulver
½ TL Kurkuma
Meersalz nach Belieben
0,5 Süßkartoffeln mittelgroß, in feinen Scheiben oder gerieben
0,5 Zwiebel gewürfelt
0,5 Brokkoli Röschen
0,5 Kopf Blumenkohl Röschen
1 Handvoll Sonnenblumenkern-Keimlinge
Tomatensoße oder Pesto
Zubereitung
Den Backofen auf 150 °C vorheizen. Alle Zutaten für den Pizzaboden in einen Mixer geben und verrühren, bis ein Teigklumpen entsteht.
Das Backblech leicht mit Kokosöl einfetten. Die Masse etwa ½ cm dick gleichmäßig auf dem Blech verteilen. (Selbst gemachte) Tomatensoße oder Pesto auf dem Boden verstreichen. Die Pizzabeläge darauflegen.

Etwa 45 Minuten im Ofen backen, je nach Feuchtigkeitsgehalt des Gemüsebelags und gewünschter Knusprigkeit des Pizzabodens.

GRÜNKOHL-SMOOTHIE

Für 1 Portion
Zubereitungszeit: 5 Minuten
Schwierigkeitsgrad: leicht

Zutaten:
3 Grünkohlblätter
1 geschälte Orange
1 Banane
250 Milliliter Wasser

Zubereitung:
1. Vom Grünkohl den harten Stiel entfernen. Grünkohl mit Wasser pürieren, dann die übrigen Zutaten dazugeben und pürieren.

LINSEN-CURRY MIT SPINAT

Ein leckeres Abendessen mit wenigen Kalorien und überaus geschmackvoll!

Schwierigkeitsgrad: leicht
Portionen: 2
Zubereitungsdauer: 20 Minuten
Koch-/Backzeit: 45 Minuten

ZUTATEN
- ☐ 40 g Zuckerschoten
- ☐ 100 g Linsen, rot
- ☐ 100 g Spinat, tiefgekühlt
- ☐ 100 g Tomaten, passiert
- ☐ 125 g Kokosmilch
- ☐ 250 ml Wasser
- ☐ ½ Teelöffel Olivenöl
- ☐ ½ Esslöffel Currypaste, rot
- ☐ ½ Esslöffel Tomatenmark
- ☐ ½ Zitrone
- ☐ 1 Knoblauchzehe
- ☐ 1 Spitzpaprika
- ☐ 1 Zwiebel
- ☐ Basilikum, frisch oder getrocknet
- ☐ **Currypulver**
- ☐ Ingwer, frisch oder Pulver
- ☐ **Kurkuma**
- ☐ **Salz**

Zubereitung

Im ersten Schritt die Knoblauchzehe und die Zwiebel schälen, dann in kleine Stücke schneiden. Die Paprika sowie die Zuckerschoten und fließendem lauwarmen Wasser abspülen und trocknen, das Kerngehäuse der Paprika entfernen und sowohl die Paprika als auch die Zuckerschoten klein schneiden. Das Gemüse lässt sich auch optimal durch andere Gemüsesorten ergänzen oder ersetzen.
Dann das Olivenöl in eine tiefe Pfanne oder einen Kochtopf geben und erhitzen. Sobald das Öl heiß ist, die Zwiebeln hinzugeben und auf mittlerer Hitze glasig braten. Sobald dies der Fall ist, den Knoblauch hinzugeben und mit anbraten.
Die klein geschnittene Paprika zusammen mit den Zuckerschoten und dem tiefgekühlten Spinat in die Pfanne geben und für etwa 5 Minuten anbraten lassen. Danach sowohl die Currypaste als auch das Tomatenmark dem restlichen Pfanneninhalt unterrühren und anrösten.
Den Pfanneninhalt mit Kokosmilch ablöschen und die passierten Tomaten untermengen. Dann die Linsen mit den restlichen Zutaten verrühren und 125 Milliliter des Wassers mit in die Pfanne gießen – noch einmal alles gut miteinander verrühren. Das Ganze auf mittlerer Hitze etwa solange kochen bis die Linsen den richtigen Biss haben.
Während des Köchelns das Gericht mit den Gewürzen abschmecken, die halbe Zitrone mithilfe einer Zitronenpresse entsaften und den Saft unterrühren.

GEFÜLLTE, GEBRATENE FEIGE

Kalorien: 55,8 kcal | Eiweiß: 0,9 g | Fett: 0,4 g | Kohlenhydrate: 11,8 g

Zubereitungszeit: 15 Minuten

Zutaten:

1 Feige | 10 Gramm Seidentofu | eine Messerspitze Vanillezucker | eine Prise Kardamom | 1 TL brauner Zucker zum Bestreuen

Zubereitung:

Die Feige halbieren und vorsichtig auskratzen. Das Fruchtfleisch zusammen mit dem Tofu zerdrücken und mit Vanille und Kardamom vermengen. Die Feige wieder damit befüllen und zusammensetzen. In einer beschichteten Pfanne von allen Seiten braten. In der Pfanne mit braunem Zucker bestreuen und leicht karamellisieren lassen.

ROSENKOHLSUPPE

Portionen: 6 – VORBEREITUNG: 10 MINUTEN – ZUBEREITUNG: 25 MINUTEN Vitaminreich

Falls die Suppe überkocht rühren Sie es mit einem Schneebesen und geben ein kalten Schuss Wasser dazu.

Kochen

6-8 Tassen Wasser

200 g Rosenkohl (15 Stück)

1 mittelgroße Kartoffel

¼ Tasse Kichererbsen, gekocht

1 mittelgroße Tomate, gerieben

3 Knoblauchzehen

1 mittelgroße Zwiebel

3 EL Bulgur

½ TL Kurkuma

1 TL Salz,

1 TL schwarzer Pfeffer

122)

1)   Zwiebel und Knoblauch mit etwas Wasser und einem Teelöffel Salz anbraten.

2)   Die geriebene Tomate und den geviertelten Rosenkohl hinzufügen.

3) Die in Würfelform geschnittenen Kartoffeln hinzugeben und mit etwas Wasser aufgießen 10 Minuten kochen lassen.

4) Den Bulgur, die Kurkuma und das Salz dazugeben und weitere 10 Minuten kochen lassen.

5) Nach Bedarf die Suppe nochmal durch den Mixer passieren, schwarzen Pfeffer darüber geben und servieren.

Pro Portion: Kalorien: 38; Fett: 1g; Kohlenhydrate: 8,7g; Ballaststoffe: 1g; Protein: 3g

GEFÜLLTE KARTOFFELN

Nährwerte:

Kalorien: 151,6 kcal
Eiweiß: 5 Gramm
Fett: 3,3 Gramm
Kohlenhydrate: 24,4 Gramm

Für eine Portion benötigst du:

1 große gekochte Kartoffel
20 Gramm Kürbis
20 Gramm Kichererbsen aus der Dose
1 Knoblauchzehe
1/4 Paprika rot gewürfelt
1/2 TL Oregano
Salz und Pfeffer

So bereitest du dieses Gericht zu:
Die Kartoffel halbieren und mit dem Löffel vorsichtig auskratzen. Den Inhalt mit den restlichen Zutaten in den Mixer geben, mit Salz und Pfeffer abschmecken und die Kartoffel wieder damit befüllen. Im Ofen bei 180° Celsius für 10 Minuten backen.

SPARGEL-KARTOFFEL-SUPPE

Für: 4 Personen
Schwierigkeitsgrad: normal
Dauer: 15 Minuten Gesamtzeit
Zutaten
4 mittelgroße
Kartoffeln
1 kg
Spargel frisch
600 ml
Gemüsebrühe
Pfeffer aus der Mühle
Muskat aus der Mühle
Zubereitung
Spargel und Kartoffeln schälen und in Stücke schneiden.
Kartoffeln mit Gemüsebrühe in einem Topf zum Kochen bringen. Dann nach 10 Minuten die Spargelstücke beimengen.
Mit einem Mixstab pürieren und mit Salz, Pfeffer und Muskat abschmecken.

FOCACCIA MIT KIRSCHTOMATEN

Für 6 Portionen
Zubereitungszeit:45 Minuten
Schwierigkeitsgrad: leicht

Zutaten:
500 Gramm Weizenmehl
250 Milliliter Wasser
1 Teelöffel Zucker
1 Päckchen Trockenhefe
1 Teelöffel Salz
4 Esslöffel Olivenöl
2 Zwiebeln
1 Teelöffel Meersalz
125 Gramm Kirschtomaten

Zubereitung:
1. Wasser mit Hefe und Zucker verrühren, 10 Minuten ziehen lassen. Mehl mit Salz mischen, Hefe und Olivenöl dazugeben, 10 Minuten lang kneten. Teig eine Stunde ruhen lassen. Pizzastein auf dem Grill oder im Backofen aufheizen.
2. Teig durchkneten, auf einem mit Backpapier belegtem Blech ausrollen und 30 Minuten gehen lassen. Kirschtomaten in den Teig drücken.
3. Zwiebeln in Ringe schneiden, auf dem Teig verteilen. Olivenöl über den Teig träufeln. Focaccia auf dem Pizzastein im geschlossenen Grill 10 Minuten backen.

SPINAT-BLÄTTERTEIGTASCHEN

Für 4 Portionen
Zubereitungszeit: 1 Stunde
Schwierigkeitsgrad: mittel

Zutaten:
4 vegane Tiefkühl-Blätterteigtaschen
200 Gramm Naturtofu
Salz
1 Zwiebel
1 rote Paprikaschote
3 Esslöffel Pinienkerne
400 Gramm Babyspinat
2 Esslöffel Rapsöl
Salz, Pfeffer, Muskat

Zubereitung:
1. Naturtofu zerkleinern und in Salzwasser kurz aufkochen. Eine Nacht im Kühlschrank ruhen lassen. Zwiebel und Paprika in Würfel, Spinat in Streifen schneiden. Pinienkörne kurz anrösten. Blätterteig auftauen lassen.
2. Zwiebeln in heißem Öl andünsten, Spinat und Paprika dazugeben und köcheln lassen. Pinienkerne und Tofu in die Pfanne geben. Gewürze dazugeben und durchrühren.
3. Blätterteig in 12 Stücke teilen. Von diesen Stücken vier auf ein mit Backpapier belegtes Blech legen. Restliche Stücke zu mindestens 5 Millimeter dicken

Rändern ausschneiden und um die Stücke auf dem Backblech legen. Bei 170 Grad Ober- und Unterhitze 12 Minuten backen. Spinatmasse in die Formen füllen und alles goldgelb backen.

ÜBERBACKENE WRAPS

Wraps sind immer eine gute Möglichkeit der Resteverwertung, vor allem zum Abendbrot sind sie also ein gern gesehenes Gericht. Noch besser wird das Ganze aber dann, wenn es sogar noch überbacken wird – einfach nur lecker!

Schwierigkeitsgrad: leicht
Portionen: 2
Zubereitungsdauer: 5 Minuten

ZUTATEN
- ☐ 2 Esslöffel Ajvar
- ☐ 2 Esslöffel Sour Cream, vegan
- ☐ 4 Scheiben Käseersatz, geraspelt
- ☐ 2 Wraps
- ☐ 6 Cocktailtomaten
- ☐ Salat (Römersalat, Eisbergsalat)

Zubereitung
Zunächst den Backofen auf 180°C Umluft vorheizen.
Dann die Cocktailtomaten unter fließendem lauwarmem Wasser abspülen, ein wenig trocknen, den Strunk herausschneiden und den Rest der Tomaten zu feinen Würfeln schneiden. Den Salat unter fließendem

Wasser abwaschen und abtropfen lassen.

Im Anschluss mit dem Belegen der Wraps beginnen, dafür jeweils zunächst den geraspelten Käseersatz über den Wrap streuen und jeweils 1 Esslöffel Ajvar darauf verteilen. Den Wrap aufrollen und auf den geschlossenen Wrap noch eine weitere Schicht Käse geben.

Die Wraps dann in den Ofen schieben und backen bis die gewünschte Bräunung des Käses eintritt.

Die Wraps dann jeweils auf einen Teller geben und über den Wraps dann den Salat mit den Tomaten verteilen – nach Wunsch noch ein wenig Sour Cream heraufgeben und servieren.

POWIDL PALATSCHINKEN

Kalorien: 307,5 kcal | Eiweiß: 8,2 g | Fett: 7,6 g | Kohlenhydrate: 49,6 g

Zubereitungszeit: 10 Minuten

Zutaten für eine Portion:

90 ml Mandelmilch | 50 Gramm Dinkelmehl | 1 TL Mohn | eine Prise Zimt | 1 TL Kokosöl | 2 EL Powidl | Puderzucker zum Bestäuben

Zubereitung:

Aus der Mandelmilch, dem Dinkelmehl, Mohn und Zimt einen Teig rühren und im Kokosöl zu einer Palatschinke braten. Mit Powidl bestreichen, einrollen und mit Puderzucker bestäuben.

GEMÜSE TAJINE MIT KICHERERBSEN UND ROSINEN

Portionen: 4 – VORBEREITUNG: **10 MINUTEN** – ZUBEREITUNG: **6 MINUTEN**

Gerichte aus der Tajine erinnern an Afrika und Gewürze. Wir haben hier eine vegetarische Tajine für Sie, die sonst alternativ auch in einem Römertopf zubereitet werden kann.

180°C Backen
2 EL Olivenöl
2 Zwiebel, gehackt
½ TL gemahlener Zimt, Koriander, Kreuzkümmel
2 große Zucchini, in Stücke geschnitten
2 gehackte Tomaten
400g Kichererbsen, abgetropft
4 EL Rosinen
425ml Gemüsebrühe
300g gefrorene Erbsen
- Gehackter Koriander

1) Öl in einer Pfanne erhitzen und Zwiebel 5 Minuten lang braten
2) Gewürze einrühren
3) Tomaten, Zucchini, Kichererbsen, Rosinen und Brühe dazugeben und zum Kochen bringen.
4) 10 Minuten lang köcheln lassen
5) Erbsen unterrühren und weitere 5 Minuten kochen
6) Mit Koriander servieren.

Pro Portion: Kalorien: 246; Fett: 9g; Kohlenhydrate: 36g; Ballaststoffe: 9g; Protein: 12g

GEGRILLTE BANANEN MIT AHORNSIRUP

Nährwerte:

Kalorien: 171,8 kcal
Eiweiß: 3 Gramm
Fett: 6 Gramm
Kohlenhydrate: 25,4 Gramm

Für eine Portion benötigst du:

1 Banane
etwas Limettenabrieb
1 EL Mandelblättchen
1 EL Ahornsirup

So bereitest du dieses Gericht zu:

Die Banane mit der Schale bei 200° Celsius für 10 Minuten im Ofen backen. Anrichten, aufschneiden und mit Limettenabrieb, Mandelblättchen und Ahornsirup verfeinern.

VEGANES GULASCH

Für: 2 Personen
Schwierigkeitsgrad: einfach
Dauer: 60 Minuten Gesamtzeit
Zutaten
750g Bouillon, Gemüse
1TL Chilipulver
950g Kartoffeln
2Stk Knoblauchzehen
1Bl Lorbeer
3EL **Öl**
2EL Oregano
200g Peperoni, gelb
200g Peperoni, grün
200g Peperoni, rot
1Prise Pfeffer
1Prise Salz
1EL Speisestärke
500g stückige Tomaten
2EL Thymian
70g Tomatenmark
200g Zwiebeln
Zubereitung
Kartoffeln schälen und in mundgerechte Stücke schneiden. Dann die Peperoni waschen und fein würfeln. Die Zwiebel schälen und in dünne Spalten schneiden. Knoblauch ebenfalls schälen und fein hacken.

Gemüsebrühe im Topf aufkochen lassen. Dann die Zwiebel und Knoblauch in einem zweiten Topf mit etwas Öl andünsten. Später die Tomaten und das Tomatenmarkt einrühren und mit der Brühe ablöschen. Jetzt mit Chilipulver, Thymian, Oregano und dem Lorbeerblatt würzen. Die Kartoffel- und Peperoniwürfel einrühren. Das Ganze für eine halbe Stunde köcheln lassen.

Das Gulasch nun mit Salz und Pfeffer abschmecken. Gegeben Falls mit Wasser und Speisestärke eindicken. Nochmals kurz aufkochen lassen und heiß servieren.

www.ingramcontent.com/pod-product-compliance
Lightning Source LLC
Chambersburg PA
CBHW071831080526
44589CB00012B/980